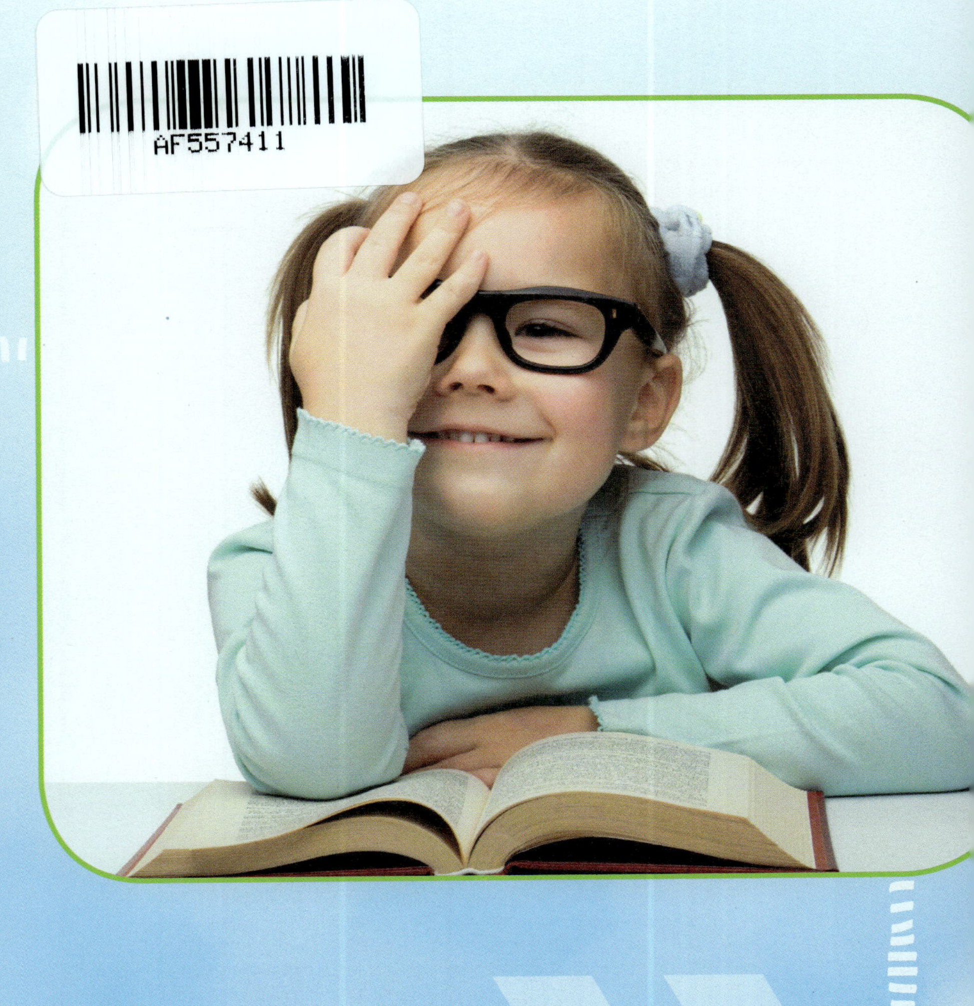

AF557411

Die Ratschläge in diesem Buch sind sorgfältig erwogen und geprüft. Sie bieten jedoch keinen Ersatz für kompetenten medizinischen Rat. Alle Angaben in diesem Buch erfolgen daher ohne Gewährleistung oder Garantie seitens der Autorin oder des Verlages. Eine Haftung der Autorin bzw. des Verlages und seiner Beauftragten für Personen-, Sach- und Vermögensschäden ist ausgeschlossen.

ISBN 978-3-8434-1286-5

Caroline Ebert:
Jedes Kind kann gut sehen
Effektive und spielerische Übungen
zur Entwicklung der natürlichen Sehkraft
© 2017 Schirner Verlag,
Darmstadt

Umschlag: Anke Brunn, Schirner,
unter Verwendung von # 93994993 (© Serhiy Kobyakov), # 145852451 (© antishock) und # 338313371 (© briddy), www.shutterstock.com
Layout: Silja Bernspitz, Schirner
Lektorat: Bastian Rittinghaus, Schirner
Printed by: Ren Medien GmbH, Germany

www.schirner.com

1. Auflage Februar 2017

Alle Rechte der Verbreitung, auch durch Funk, Fernsehen und
sonstige Kommunikationsmittel, fotomechanische oder vertonte Wiedergabe
sowie des auszugsweisen Nachdrucks vorbehalten

CAROLINE EBERT

Jedes Kind kann gut SEHEN

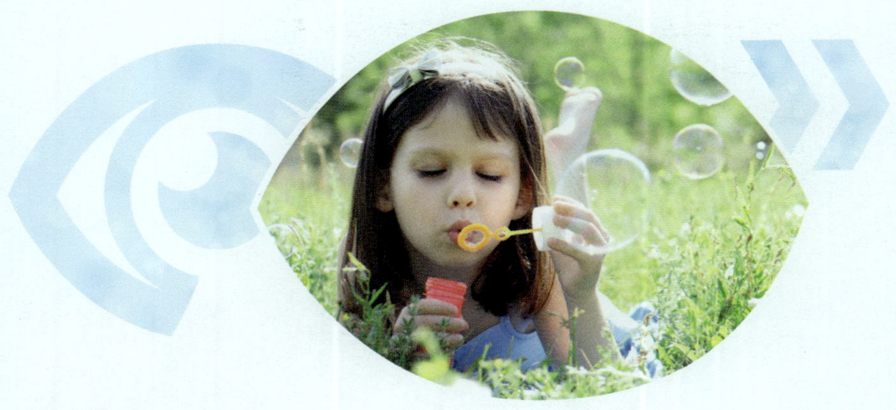

Effektive und spielerische Übungen zur Entwicklung der natürlichen Sehkraft

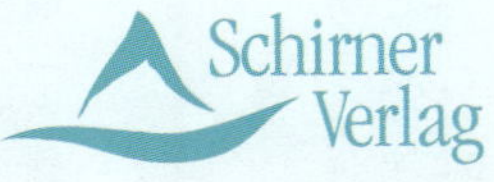

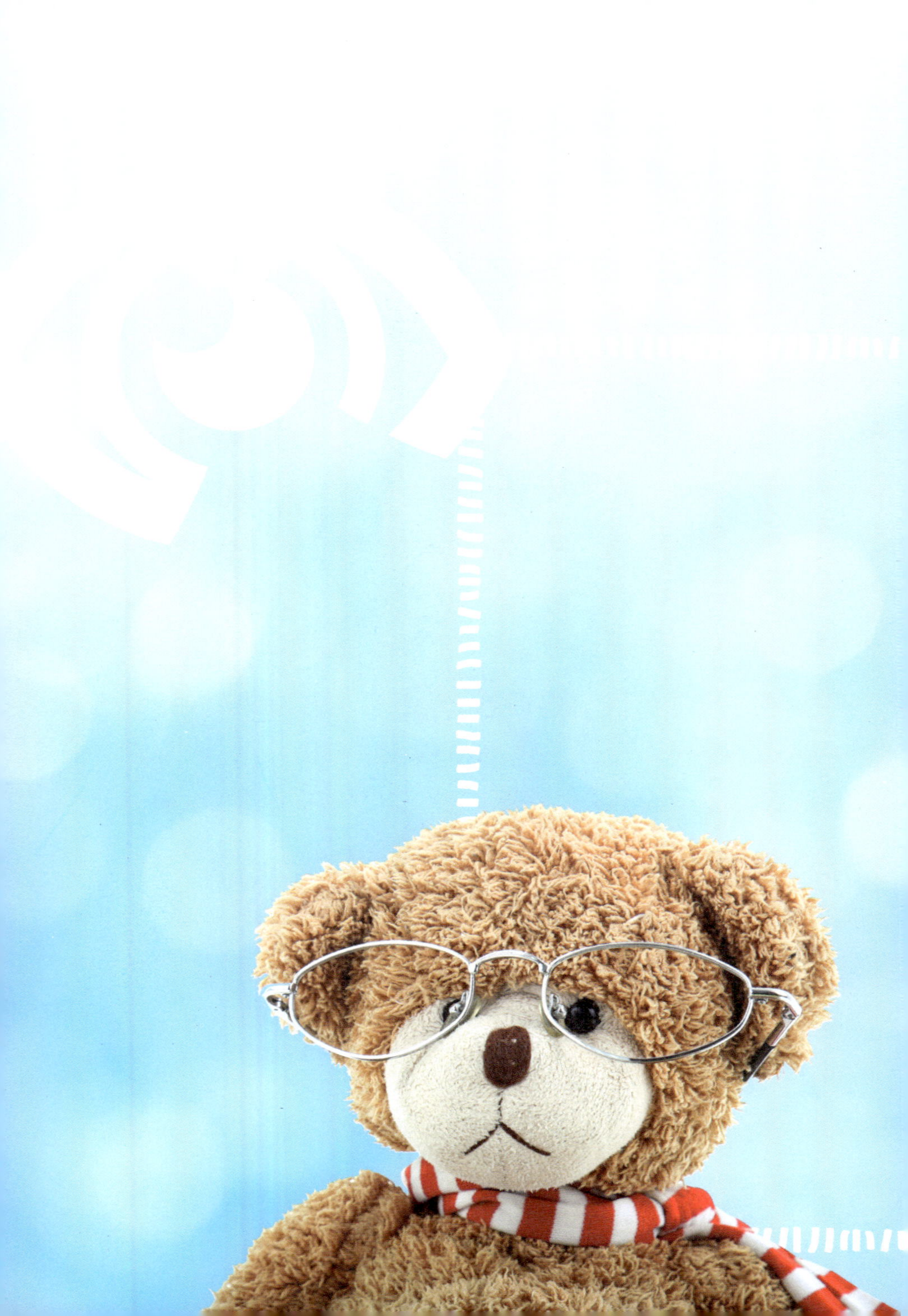

Inhalt

Vorwort 6

Die Entwicklung der Augen während der Schwangerschaft 9

Die Entwicklung der Augen und des Sehvermögens nach der Geburt 17

- Die Steuerung des Körpers über die frühkindlichen Reflexe 19
- Das Sehen in den ersten Tagen 20

Die Sehentwicklung nach dem ersten Geburtstag 37

Die Entwicklung der Augen bis zur Einschulung 53

Weiterer Verlauf der Sehentwicklung 89

- Diagnose: Fehlsichtigkeit, Amblyopie, Schielen – Was tun? 92
- Wann braucht ein Kind eine verordnete Brille? 101
- Erklärung von Diagnosen und ärztlichen Verordnungen 110

Allgemeine Tipps 115

- Vertrauen – Zutrauen – Selbstbewusstsein 115
- Die Ernährung 116
- Zahnspangen 118
- Orthokeratologische Kontaktlinsen 121

Nachwort 124

Verzeichnis der Übungen 126

Abbildungsverzeichnis 127

Über die Autorin 128

Vorwort

Liebe Leserinnen, liebe Leser – liebe Eltern,

mit diesem Buch möchte ich Sie dazu ermuntern, aktiv etwas für das Sehvermögen Ihres Kindes zu tun. Ich bin selbst Mutter einer Tochter, daher liegt mir das Wohlergehen von Kindern besonders am Herzen. Oft muss ich miterleben, wie ratlos Eltern den Augenärzten und Optikern gegenüberstehen. Die Angst davor, beim Kind etwas zu versäumen oder falsch zu machen und »schuld« daran zu sein, dass es seine Sehkraft nicht richtig entwickelt, hindert die meisten Eltern daran, sich für alternative Möglichkeiten zu entscheiden. Die Meinung ist weit verbreitet, dass ein Kind, bei dem eine Fehlsichtigkeit vorliegt, dann permanent eine Brille tragen muss, damit sich die Augen richtig entwickeln. Das ist aber völlig falsch! Was nicht heißen soll, dass Kinder generell keine Brille brauchen.

Das Sehen entwickelt sich in den ersten Lebensjahren. Genau wie Ihr Kind erst lernen muss, zu krabbeln, zu laufen und zu sprechen, kann es auch noch nicht von Geburt an klar und deutlich sehen. Die Sehentwicklung durchläuft etliche Stufen, die ich Ihnen näher erläutern möchte. Dadurch erhalten Sie ein Verständnis dafür, wie verschiedene Methoden wirken, und können fundierte und mündige Entscheidungen treffen. Innerhalb dieser Phasen können Sie Ihrem Kind positiv und unterstützend zur Seite stehen. Das soziale Umfeld, die Wahl der Spielsachen, die Ernährung und vieles mehr können diesen Prozess positiv – aber genauso negativ – beeinflussen.

Ich möchte Ihnen auch ein paar Beispiele aus meiner Praxis geben, die Ihnen helfen werden, den Mut zu finden, ein wenig anders zu denken und zu handeln.
Viel Freude beim Lesen und Inspirationen für Sie und Ihre Familie wünscht Ihnen

Caroline Ebert

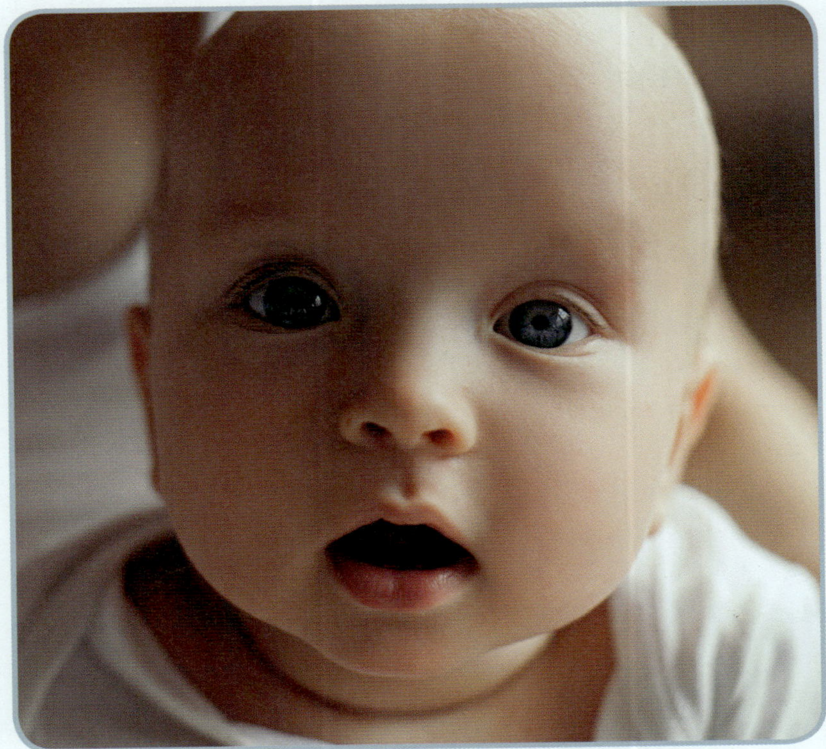

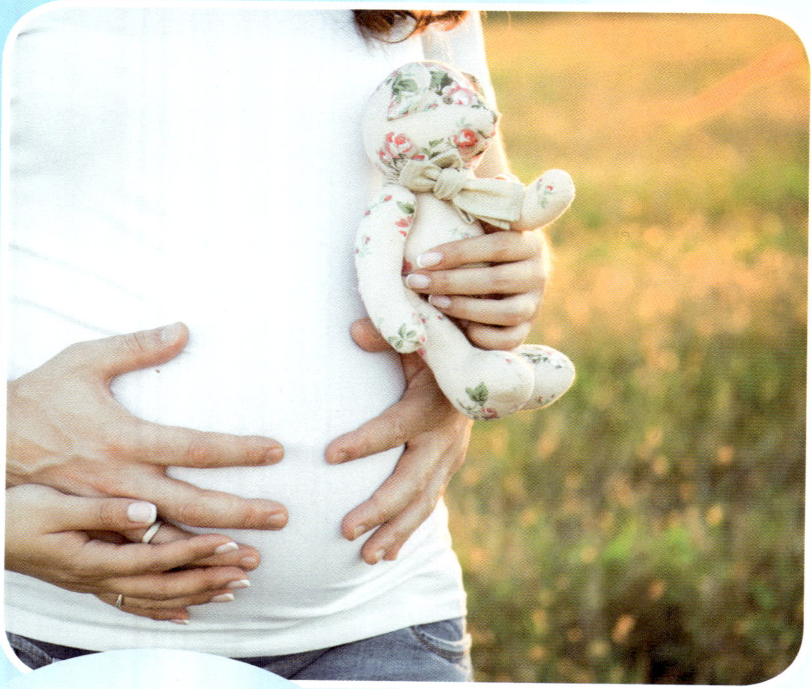

Die Entwicklung der Augen während der Schwangerschaft

Die Augen entwickeln sich schon früh im Mutterleib. In der ***3. Schwangerschaftswoche*** entsteht das Augenbläschen aus dem Ektoderm (einem der drei Keimblätter). Zu diesem Zeitpunkt wissen die meisten Mütter noch nicht einmal, dass sie schwanger sind. Anschließend bildet sich langsam die Linsengrube und daraus das Linsenbläschen. Dieses löst sich etwa in der ***5. Schwangerschaftswoche*** vom Ektoderm. Das nun hohle Bläschen wird von einer einzelnen Zelllage umgeben. In der ***7. Schwangerschaftswoche*** bilden sich die primären Linsenfasern aus, aus denen sich die Augenlinse entwickelt.

In dieser Phase ahnen Mütter meist schon, dass sie schwanger sein könnten, aber Sie haben die offizielle Bestätigung durch den Frauenarzt noch nicht. Gerade dieser Abschnitt der Schwangerschaft ist von starken Gefühlen geprägt. Neben der Freude darüber, schwanger zu sein, können sich auch negative Gefühle einstellen: Angst vor einer Fehlgeburt oder vor Missbildungen des Kindes, davor, dass das Kind krank oder behindert sein könnte, Angst vor der Reaktion des Partners, der Eltern, des Chefs oder der Kollegen, Zukunftsängste oder Angst vor Komplikationen. Vielleicht war die Schwangerschaft auch gar nicht geplant, hat die Mutter das Gefühl, zu jung oder zu alt zu sein. Möglicherweise ist sie in keiner festen oder in einer unharmonischen Partnerschaft. All diese Gefühle – ob positive oder negative – wirken sich direkt auf den Embryo aus. Die Mutter ist so eng mit ihm verbunden, dass sich alle Regungen auf das Kind übertragen.

Um dies zu verstehen, ist die Vorstellung hilfreich, dass wir nicht nur einen physischen Körper besitzen. Daneben haben wir auch einen mentalen Körper, in dem unsere Gedanken, unser Wertesystem und unsere Glaubensmuster sitzen, einen emotionalen Körper, in dem alle Emotionen, die wir erlebt haben, gespeichert sind, sowie weitere Energiekörper, z. B. unser Meridian- und unser Chakrensystem, das häufig auch der elektrische Körper genannt wird.

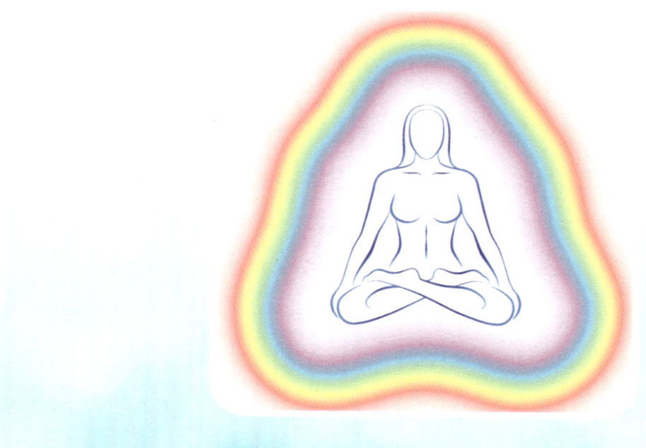

Emotional- und Mentalkörper von Mutter und Embryo sind in der Schwangerschaft – und in der Regel auch noch während des ersten Lebensjahres – so eng miteinander verbunden, dass sich die Gefühlswelt sowie das Wertesystem der Mutter in den Gefühlen und Gedanken des Embryos spiegeln. Werden während der Entwicklung eines Organes negative Emotionen oder Gedanken erfahren, wirkt sich dies unmittelbar darauf aus.

Es ist völlig normal, dass wir zu Beginn der Schwangerschaft und auch während der Schwangerschaft nicht ununterbrochen jubelnd durch die Gegend laufen. Wir erleben sowohl positive und glückliche Momente als auch Phasen voller Ängste und Sorgen. Wichtig ist der richtige Umgang mit den Emotionen. Sie sollten niemals unterdrückt werden, was in einer Gesellschaft, in der man stets gut drauf sein »muss«, gar nicht so einfach ist. Dadurch erhöht sich der Druck auf die Mutter, die eventuell meint, auch vor dem Kind immer lächeln zu müssen. Viele Menschen können ihre wahren Gefühle nicht zeigen, unterdrücken diese oder gestehen sie sich nicht einmal selbst ein. Nicht nur Männer wollen nicht als »Weichei« dastehen, bei Frauen hat es sich gleichermaßen durchgesetzt, dass man seine innersten Gefühle nicht zeigen oder überhaupt fühlen will aus Angst, belächelt, verspottet oder verletzt zu werden. Dabei wäre das so wichtig, denn eine Menge an Krankheiten bliebe uns erspart. Ausnahmslos alle körperlichen Krankheiten sind Ausdruck einer Disharmonie im Leben, in der Regel verursacht durch unterdrückte, negativ erlebte Emotionen, die sich im entsprechenden Organ manifestiert haben.

Während der ersten Phase der Embryonalzeit wird die Augenlinse durch die sogenannte Arteria hyaloidea versorgt. Dieses Blutgefäß bildet sich in der Mitte des ***3. Schwangerschaftsmonats*** zurück. Reste sind beim erwachsenen Menschen manchmal als »fliegende Mücken« sichtbar. Im ***2. Schwangerschaftsmonat*** entwickelt sich der Glaskörper, in dem die Augenlinse später eingebettet ist. Ab dem ***4. Schwangerschaftsmonat*** bildet sich der sekundäre Glaskörper, und daraufhin entstehen die Zonulafasern, die als tertiärer Glaskörper bezeichnet werden. An diesen Fasern ist die Augenlinse aufgehängt und wird später über sie durch den Ziliarmuskel gesteuert. Diesen Vorgang, die Akkommodation, muss das Baby aber in den ersten Monaten erst erlernen.

Alle Gefühle, die von der Mutter, aber auch vom Vater während der Schwangerschaft erlebt werden, prägen die Entwicklung der Augen des Kindes. Besonders Gedanken an Abtreibung, das Absterben eines Zwillings im Mutterleib, Schicksalsschläge während dieser Zeit sowie die Trennung der Eltern (auch nur die räumliche Trennung) wirken sich negativ aus. Verhindern kann man diese Lebensereignisse nicht, aber man kann sie annehmen, die Emotionen also durchleben und nicht unterdrücken. Der Emotionalkörper braucht lange, bis Verletzungen heilen. Auch wenn der Verstand sich längst mit einer Situation abgefunden hat, sitzt der Schmerz noch tief. Es kann einige Jahre dauern, bis er verarbeitet wurde. Doch kein Mensch braucht die »Schuld« und somit die Verantwortung für die eigenen Gefühle bei den Eltern zu suchen. Denn die Kinder suchen sich vor der Geburt die Eltern und die Lebensumstände aus, mit denen sie die Lernaufgaben, die sie für diese Inkarnation gewählt haben, am besten umsetzen können. Wir wünschen uns in der Regel nur das Allerbeste für unsere Kinder und wollen sie vor Kummer und Leid bewahren. Doch wir wissen nicht, welche Erfahrungen sie sich ausgesucht haben.

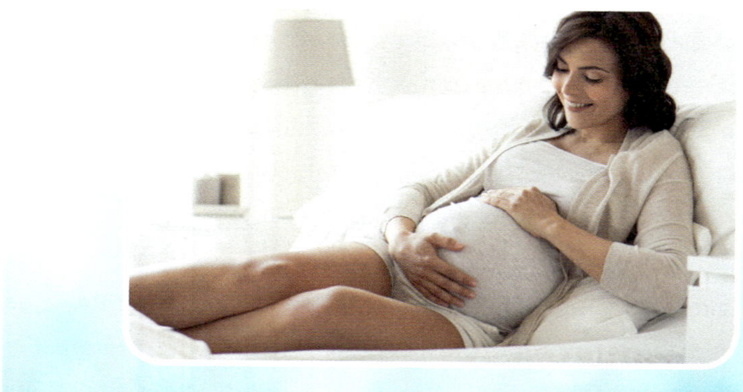

Auch Erkrankungen der Mutter wie z. B. Toxoplasmose oder Röteln wirken sich negativ auf die Entwicklung der Augen des Kindes aus. Sie können zu einem angeborenen grauen Star des Säuglings führen. Auch körperliche Gewalt an der Mutter sowie Schocks oder Traumata

bewirken unter Umständen einem juvenilen Katarakt, eine Farbenblindheit oder eine Farbsinnstörung.
Das Kind arbeitet aktiv am Geburtsvorgang mit. Hierfür besitzt es gut zusammenwirkende Sinnessysteme, die es unbewusst auslöst. Diese frühkindlichen Reflexe werden bei Saugglockengeburt, Zangengeburt oder einem Kaiserschnitt nicht vollständig genutzt, was sich negativ auf die Motorik sowie auf die Entwicklung des Sehvermögens auswirken kann.
Die Art und Weise der Geburt sind bereits vorherbestimmt, auch wenn wir oft meinen, sie beeinflussen zu müssen. Ein Kind, das per Saugglocke auf die Welt kommen soll, wird so geboren werden – egal, wie sehr sich die Mutter eine einfache Geburt wünscht. Es passt zum Lebensplan des Kindes – und dem der Mutter bzw. der Eltern. Am besten für die Entwicklung des Sehens ist die natürliche Geburt. Der Einsatz von Saugglocke und Geburtszange verformt den weichen Schädel des Neugeborenen enorm. Auch wenn der entstandene Bluterguss bzw. die Schwellung rasch abklingt, entstehen große Spannungen auf die Schädelknochen. Nicht immer lösen sich diese Verspannungen von allein. Daher ist es ratsam, nach einer schwierigen Geburt einen Kinder-Osteopathen aufzusuchen. Dieser kann die Spannungen im Kopfbereich, aber auch im ganzen Körper lösen.

Unsere Augen sind umgeben von der knöchernen Augenhöhle und eingebettet in ein zartes Bindegewebe, das sie schützt. An sechs äußeren Augenmuskeln sind die Augäpfel aufgehängt. Die vier geraden Augenmuskeln laufen nach hinten zusammen und sind an einem knorpeligen Ring (dem Zinn'schen Ring) angewachsen. Durch diesen verlassen die beiden Sehnerven die Augenhöhlen, die aus acht unterschiedlichen Schädelknochen gebildet werden: Stirnbein, Keilbein,

Siebbein, Jochbein, Tränenbein, Oberkiefer, Gaumenbein und Nasenbein. Gibt es in diesen Bereichen Spannungen oder Verschiebungen durch eine schwere Geburt oder auch einen Sturz auf den Kopf oder einen Unfall mit Kopfverletzung, dann werden diese auf die äußeren Augenmuskeln übertragen. Dies führt dazu, dass die Augenmuskulatur den Augapfel verformt. Wird er in die Länge gezogen, entsteht eine Kurzsichtigkeit, wird er gestaucht, entsteht eine Weitsichtigkeit. Treten die Verspannungen bei den beiden schrägen Augenmuskeln, die ebenfalls an den Schädelknochen angewachsen sind, oder bei zwei sich gegenüberliegenden Augenmuskeln verstärkt auf, dann wirkt sich dies in Form einer Hornhautverkrümmung aus. Werden die Spannungen nur auf einen Augenmuskel übertragen, schielt das Kind mit diesem Auge.

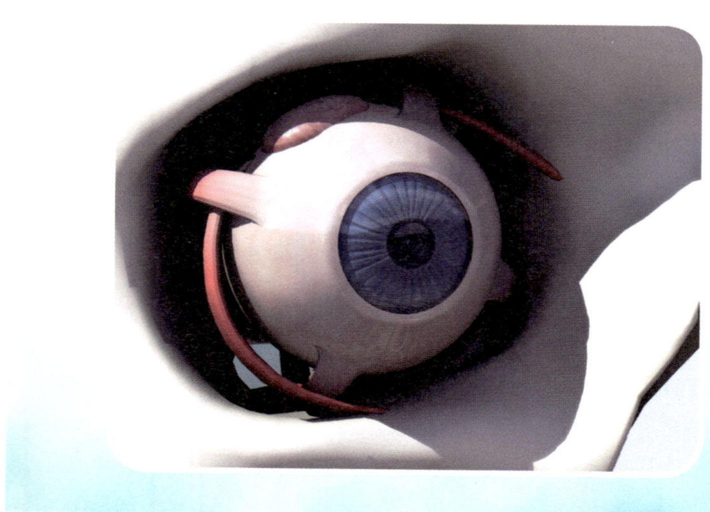

Auch eine lange Geburt und ein Steckenbleiben im Becken können die Schädelknochen verschieben und Spannungen im Kopf aufbauen. Eine Unterbrechung der Sauerstoffzufuhr, wenn sich z. B. die Nabelschnur um den Hals legt, kann dafür sorgen, dass die Augen nicht gut versorgt werden. Auch Narkosemittel oder Wehenhemmer, die häufig während des Geburtsvorganges eingesetzt werden, können dazu führen, dass der Säugling die Augenlinse später nicht ausreichend steuern kann. Dadurch entsteht eine Weitsichtigkeit infolge eines sogenannten Akkommodationskrampfes.

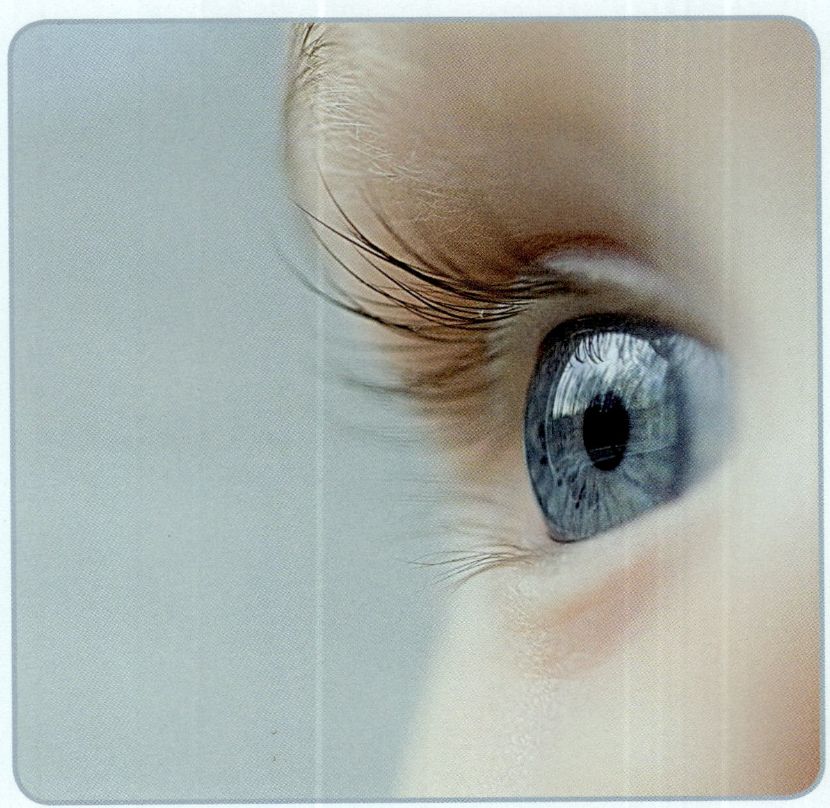

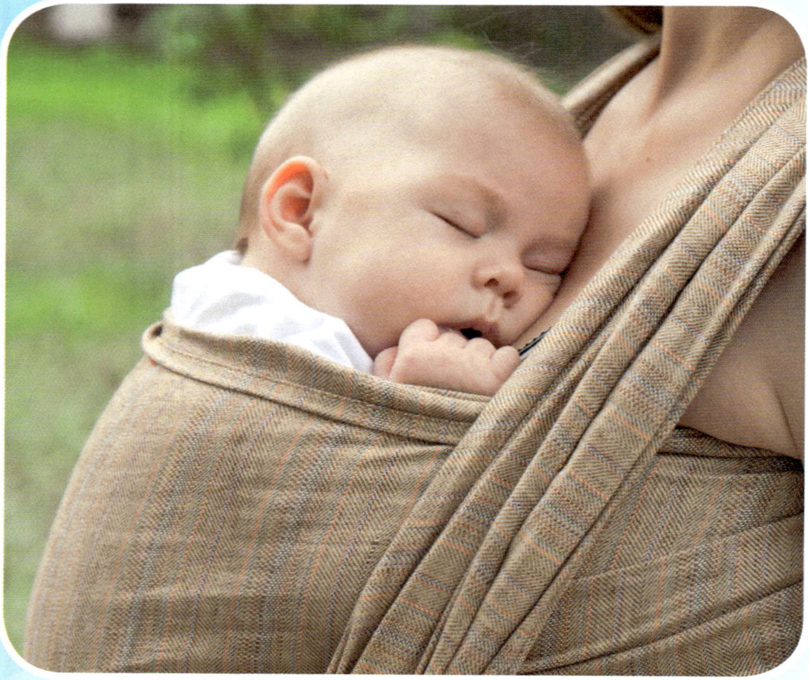

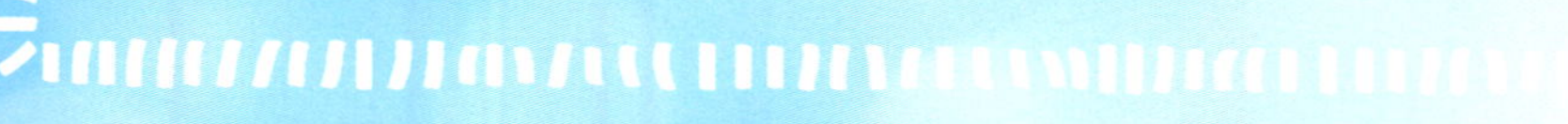

Die Entwicklung der Augen und des Sehvermögens nach der Geburt

Der Augapfel wächst bis zur Geburt auf etwa ein Drittel der Größe eines erwachsenen Auges an. Bei einem Erwachsenen ist der Augapfel im Durchschnitt 23,9 mm lang, bei einem Neugeborenen ca. 15,9 mm – bei einem Mädchen ein wenig kleiner, bei einem Jungen ein wenig größer.

Babys kommen im Normalfall weitsichtig auf die Welt, mit ca. 5–7 Dioptrien. Dies liegt daran, dass die Augen noch nicht ihre endgültige Größe haben und auch die Netzhaut noch nicht voll ausgereift ist. Diese braucht in den ersten Monaten Licht und unterschiedliche Reize durch Farben, Formen und Bewegungen, um sich zu entwickeln und damit die Sinneszellen im Auge und in den Sehbahnen verschaltet werden können.

Die ***Bondingphase,*** die ersten Stunden nach der Geburt, ist enorm wichtig für das Baby und die Mutter. Wenn beide hier genug Zeit miteinander verbringen, fühlt sich das Baby angenommen und geliebt. Dies ist Balsam für die Gefühlswelt des Neugeborenen, schafft Sicherheit und Vertrauen ins Leben.

Viele Menschen haben schon früh Negatives erlebt. Davon geprägt, laufen sie verletzt durch das ganze Leben. Kann diese Erfahrung nicht aufgelöst werden, wirkt sich dies in Form von Fehlsichtigkeiten aus. Z. B. fühlen sich Kurzsichtige häufig nicht geliebt oder nicht angenommen – weshalb sie oft im späteren Leben über überdurchschnittliche Leistungen die Liebe und Anerkennung der Mitmenschen suchen.

Leider werden Mutter und Kind nach der Geburt in den Krankenhäusern auch heute noch immer wieder getrennt. Wenn ein Kind abends zur Welt kommt, wird es über Nacht in die Säuglingsstation gelegt – fern der Mutter. Es weiß nicht, wie ihm geschieht: Neun Monate war es eng mit der Mutter verbunden, geschützt und geborgen. Nach einer mehr oder weniger kurzen Zeit in der neuen Welt ist sie einfach weg. Das Baby hat kein Zeitgefühl und weiß auch nicht, dass es die Mutter wiedersehen wird. Diese Stunden sind prägend für ein Neugeborenes – auch wenn den Müttern im Krankenhaus gesagt wird, dass es völlig in Ordnung ist und sie sich lieber ausruhen sollen, um Kraft für die folgende Zeit zu schöpfen. Jede Mutter, der das Kind (auch aus gesundheitlichen Gründen etwa nach einer Frühgeburt) auf diese Weise »entrissen« wurde, kennt den Schmerz, der dadurch entsteht. Es ist, als würde ein Band zertrennt. Findet in dieser Phase bereits ein Bruch statt, kann sich dies später auf alle sozialen Beziehungen auswirken. Der neue Erdenbürger fühlt sich abgekoppelt, alleingelassen und einsam und ist dadurch verängstigt.

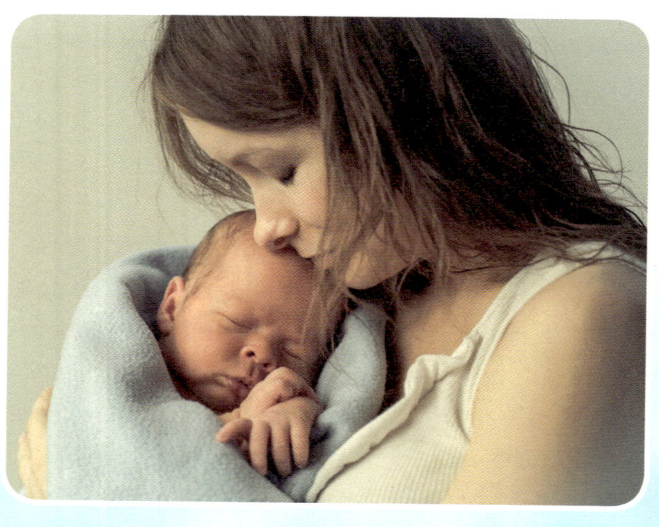

Die Steuerung des Körpers über die frühkindlichen Reflexe

Zu Beginn liegen Babys mit angezogenen Armen und Beinen da, sie entfalten sich erst allmählich über den atonischen Nackenreflex. Erst wenn sie sich oft genug reflexartig gestreckt haben, können Sie die Arme und Beine im liegenden Zustand gestreckt lassen. Im Mutterleib sind verschiedene Reflexe bereits angelegt, die dem Säugling dazu dienen, den Körper Schritt für Schritt bewusst zu steuern. Einer der ersten Reflexe, die bereits vor der Geburt geübt werden, ist die Hand-Augen-Koordination. Als meine Tochter geboren wurde, habe ich am 2. Tag einen Schnappschuss von ihr gemacht. Darauf sieht man diesen Reflex genau: Der Kopf und die Augen schauen nach rechts, dabei streckt sie ihren rechten Arm zu Seite. Dieser atonisch-symmetrische Nackenreflex wird ausgelöst, wenn das Kind den Kopf in Rückenlage zu einer Seite dreht. Dadurch werden der Arm und das Bein dieser Seite ausgestreckt, die Gliedmaße der anderen Seite bleiben hingegen angezogen.

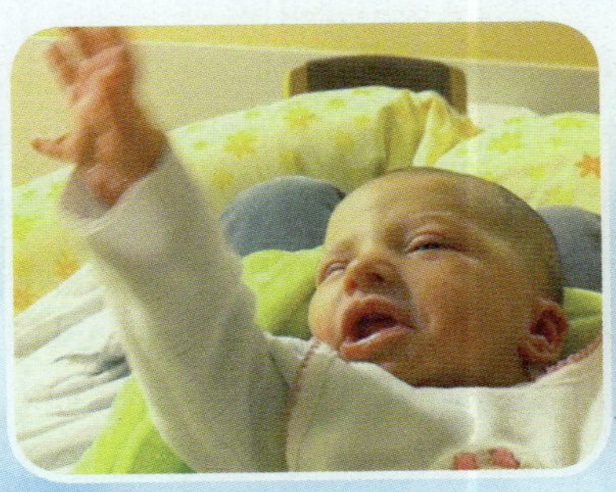

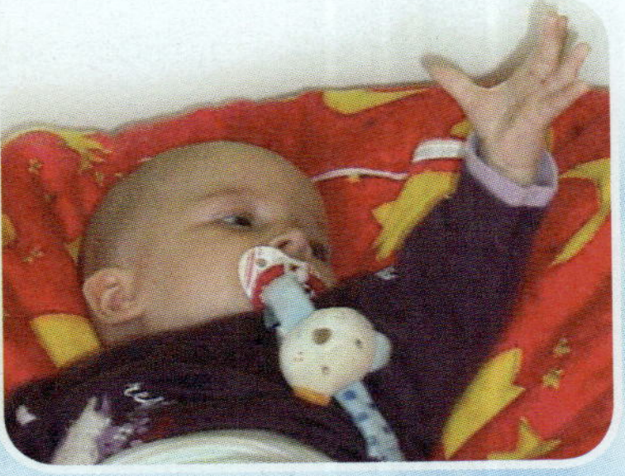

links: reflexartiges Strecken des Neugeborenen
rechts: bewusstes Steuern des Armes und gezieltes Beobachten wurden innerhalb der ersten vier Monate völlig automatisch eingeübt

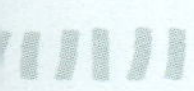

Das Sehen in den ersten Tagen

Babys sehen in den ersten Tagen alles auf dem Kopf und seitenverkehrt. Das Gehirn muss die Richtungen erst kennenlernen und interpretieren, dann dreht es das Bild um. In den ersten Wochen nehmen sie auch alles nur schwarz-weiß wahr. Erst wenn die Zapfen der Netzhaut entwickelt sind, können Farben gesehen und unterschieden werden. Wie ein Kind – oder jede andere Person – Farben wahrnimmt, bleibt allerdings individuell und subjektiv. Wir haben zwar für jede Frequenz einen Farbnamen, aber niemand weiß, wie ein Mitmensch diese sieht. Einer Klientin von mir mit unterschiedlichen Farbwahrnehmungen von rechtem und linkem Auge wurde dies einmal beim Üben ganz bewusst. Völlig verzweifelt darüber fragte sie mich, welches Auge denn nun die Farben »richtig« sehe. Leider kann diese Frage nicht beantwortet werden, denn jedes Auge deutet Farben anders! Die Wahrnehmungen unserer beider Augen sind in der Regel aber so ähnlich, dass wir keinen Unterschied bemerken.

Zu Beginn kann das Neugeborene noch mit jeder Stelle der Netzhaut etwas anschauen, da es noch nicht richtig fixieren kann, denn die Macula, die Stelle des schärfsten Sehens, ist noch nicht ausgebildet. Dadurch besitzt das Baby eine Sehleistung von lediglich 10 Prozent. In den ersten drei Wochen lernt es, die Augen gleichmäßig zu bewegen. Es ist aber bis zum Alter von ca. 6 Monaten noch völlig normal, dass ab und an ein Auge von der Sehrichtung abweicht, weil das Baby die Koordination der beiden Augen erst lernen muss. Erst danach sollten die beiden Augen permanent in dieselbe Richtung schauen.

Zehn kleine Zappelmänner

Mithilfe von Fingerspielen können Sie die Koordination der beiden Augen schon frühzeitig fördern. Das wohl bekannteste Fingerspiel, das alle relevanten Sehrichtungen abdeckt, ist »Zehn kleine Zappelmänner«. Dieses Spiel können Sie auch noch mit älteren Kindern durchführen.

Der Text zum Fingerspiel ist fett gedruckt. Sie können ihn entweder laut sprechen oder Ihrem Kind vorsingen.

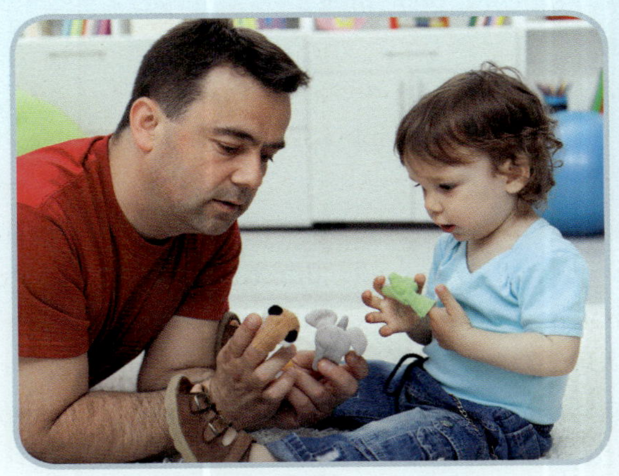

Zehn kleine Zappelmänner zappeln auf und nieder.

Bei dieser Textpassage zappeln Sie mit Ihren zehn Fingern vor dem Kind auf und ab.

Zehn kleine Zappelmänner tun das immer wieder.

Bei dieser Textpassage wiederholen Sie die Auf- und Abbewegung der Finger.

Zehn kleine Zappelmänner zappeln hin und her.

Bei dieser Textpassage zappeln Sie mit Ihren zehn Fingern waagerecht vor Ihrem liegenden Baby hin und her.

Zehn kleinen Zappelmännern fällt das gar nicht schwer.
Bei dieser Textpassage wiederholen Sie die waagerechte Bewegung immer wieder.
Zehn kleine Zappelmänner zappeln rings herum.
Sie zappeln mit Ihren Fingern im Kreis.
Zehn kleine Zappelmänner finden es gar nicht dumm.
Sie sollten anfangs bei einer Richtung bleiben. Erst bei größeren Kindern können Sie hier die Hände andersherum drehen.
Zehn kleine Zappelmänner spielen gern Versteck.
Sie halten an.
Zehn kleine Zappelmänner sind auf einmal weg!
Verstecken Sie Ihre Hände hinter dem Rücken.

Nehmen Sie sich für solche Spiele genügend Zeit und Ruhe. Die Augenbewegungen können Sie auch durch Spiele mit Fingerpuppen fördern. Denken Sie sich eine Geschichte aus, oder holen Sie sich einfach Ideen aus Kinderbüchern. So können Sie immer wieder neue Geschichten erzählen. Das mögen auch noch ältere Kinder gern!

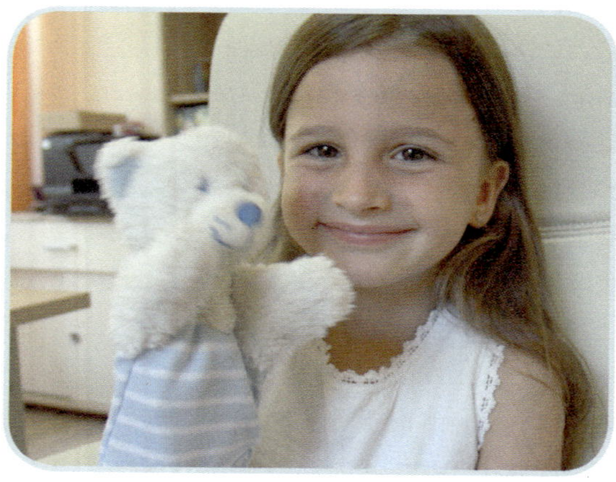

Innerhalb der ***ersten Wochen*** fängt das Baby an, Gesichter zu erkennen. Es bleibt emotional stark mit der Mutter verbunden. Dadurch wirkt sich weiterhin jegliche Art von Stress oder schwierigen Erfahrungen der Mutter negativ auf das Sehvermögen aus. Auch die Verbindung zum Vater kann durch Beziehungsstress zwischen den Eltern eingeschränkt bzw. unterbrochen werden. Diese Faktoren wirken sich stark auf die kindliche Entwicklung aus und somit auch auf eine gesunde Entwicklung des Sehsinns. Eine Trennung der Eltern – ob räumlich oder emotional – kann sich im Zusammenspiel beider Augen spiegeln, da das rechte Auge die väterliche Seite, das linke Auge die mütterliche Seite repräsentiert. Daher kommt es häufig dazu, dass ein Auge aus der Sehrichtung abweicht.
Negative Einflüsse auf das Sehen haben in dieser Phase auch das Tragen einer Spreizhose und Impfungen oder schwere Erkrankungen, durch die Giftstoffe in die Augen gelangen können.

Allmählich beginnt das Baby nun, auf Licht zu reagieren. Es verzieht das Gesicht, wenn es geblendet wird. Auch der Blinzelreflex bildet sich langsam aus. Dieser dient als Schutz der Augen vor Fremdkörpern. Ein weiterer Reflex, der nicht von Geburt an vorhanden ist, ist der Pupillenreflex. Das Baby muss erst lernen, die Pupille zu steuern, sodass sie sich bei Lichteinfall zusammenzieht und sich bei Dunkelheit vergrößert. Den Pupillenreflex haben Babys in der Regel bis zum 6. Monat entwickelt. Sie können mit folgendem Test beobachten, ob dieser Reflex bei Ihrem Kind schon vorhanden ist: Leuchten Sie mit einer kleinen Taschenlampe seitlich auf ein Auge. Dabei sollte sich die Pupille verengen. Beobachten Sie auch das andere Auge, denn beide Augen sind miteinander verknüpft. Daher sollte sich auch die Pupille des zweiten Auges verengen. Bitte halten Sie diesen Test aber relativ

kurz, und blenden Sie Ihr Kind nicht übermäßig. Richten Sie die Taschenlampe nur seitlich auf die Augen und nie direkt von vorne.

Bis zum ***3. Lebensmonat*** ist der Greifreflex noch stark ausgeprägt. Hält man ihm einen Finger hin, umgreift das Kind diesen völlig automatisch. Dies ist keine bewusste Handlung. Je öfter diese Bewegung vollzogen wird, desto bewusster lernt das Kind, die Hände zu steuern. Das ist auch für die Sehentwicklung wichtig, denn bewusstes Greifen kann nur in Verbindung mit zielgerichtetem Schauen erlernt werden. Jede zufällige (Hand-)Bewegung des Kindes wird im Gehirn abgespeichert, um später auch bewusst wieder abgerufen werden zu können. Das Kind kann jetzt allmählich die Aufmerksamkeit bewusst auf etwas lenken. Es beginnt, gezielt zu beobachten und Visuelles abzuspeichern. Die Augen können bis zum 4. Monat nach oben, nach unten, nach rechts und nach links schauen, die diagonalen Bewegungen sind noch nicht möglich. Der Kopf wird dabei immer mitbewegt, erst später sind Kinder in der Lage, die Augen unabhängig zu steuern.

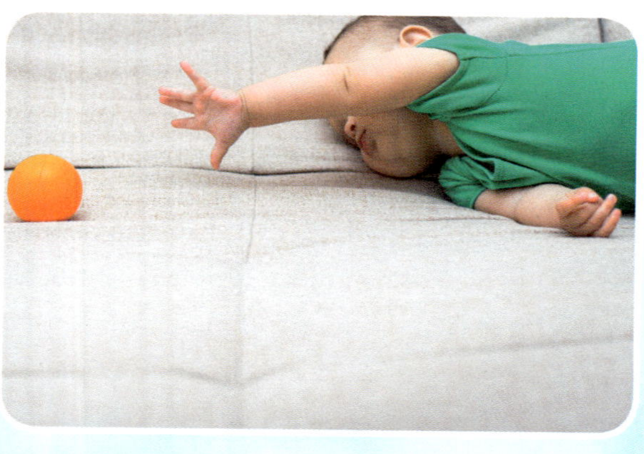

Das Baby hat nun gelernt, ganz bewusst zu greifen.

Ab dem ***4. Monat*** beginnt das Kind, einen Arm über die Körpermittellinie zu bewegen. Dadurch kann es sich bald vom Rücken auf den Bauch drehen. Lassen Sie Ihrem Kind Zeit damit, und helfen Sie ihm nicht. So gewinnt es Vertrauen in den eigenen Körper, Sie können das Selbstbewusstsein Ihres Kindes dadurch also frühzeitig stärken. Was Sie aber tun können, um das Kind dazu zu animieren, sich zu drehen – falls es kein Interesse daran hat –, ist Folgendes:
Wenn Ihr Kind auf dem Rücken liegt, nehmen Sie z. B. ein Stofftier und reichen es Ihrem Kind über die Körpermittellinie. Nutzen Sie dabei die ganze Längsachse des Kindes, bringen Sie also das Stofftier z. B. von rechts unten über das rechte Bein und den Körper zum linken Arm des liegenden Babys. Dadurch muss das Kind über die Mittellinie schauen und wird den linken Arm schon bald dem Stofftier entgegenstrecken – über die Körpermittellinie. Sobald es das kann, kann es sich auch umdrehen. Allmählich entwickelt sich der Gleichgewichtssinn.

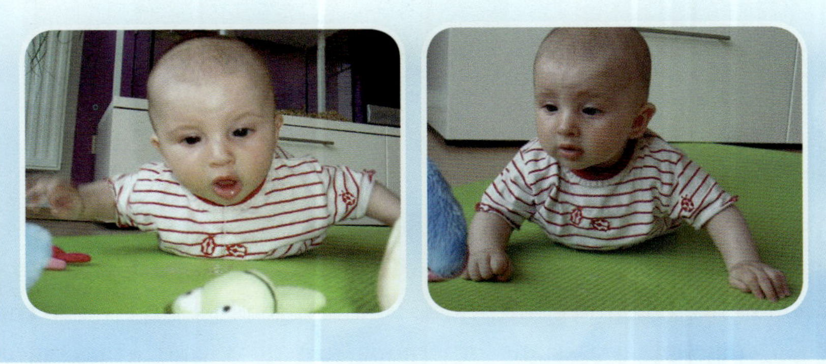

links: Durch den Landau-Reflex schaukelt das Baby auf dem Bauch hin und her, Arme, Beine und Kopf werden gleichzeitig angehoben / rechts: Das Kind stützt sich mit den Armen alleine ab.

In den nächsten Wochen lernt das Baby, den Kopf in Bauchlage zu heben. Auch dies wird über einen frühkindlichen Reflex gesteuert, den sogenannten Landau-Reflex. Je ruhiger das Kind den Kopf halten kann, desto besser kann sich die Stelle des schärfsten Sehens auf der Netzhaut entwickeln. Es handelt sich also um eine wichtige Phase für das Sehen. Legen Sie Ihr Kind daher immer wieder auf den Bauch, damit es üben kann, den Kopf alleine zu halten. In Bauchlage hebt das Kind Kopf, Arme und Beine gleichzeitig und schaukelt auf dem Bauch hin und her. Auf diese Weise lernt es, den Kopf unabhängig von den Gliedmaßen hin und her zu bewegen und sich allmählich abzustützen.

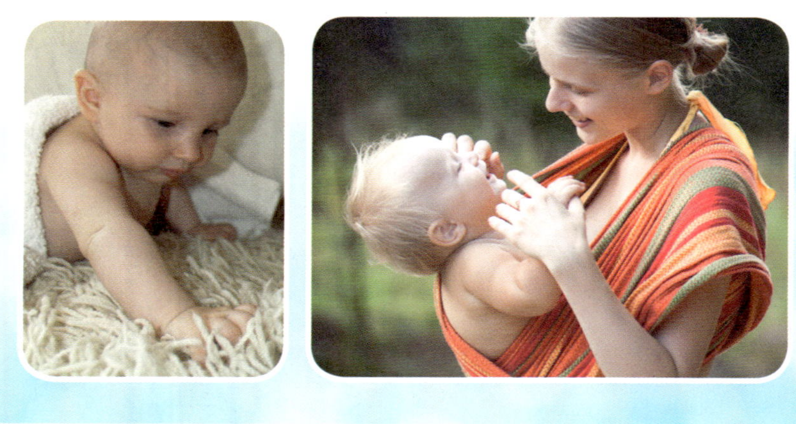

Durch das Beobachten des eigenen Arms werden Akkomodation und Vergenz geschult.

Von der Geburt bis in die Krabbelphase lernt das Kind, die Augenlinse zu steuern. Diese ist bei Kindern so elastisch, dass sie 20 Dioptrien akkommodieren könnten. Zu Beginn ist die Augenlinse auf etwa 20 cm Nähe eingestellt. Das ist die Entfernung, in der das Kind beim Tragen das Gesicht der Mutter oder des Vaters erkennen kann. Alles, was sich weiter weg befindet oder näher liegt, sieht das Kind verschwommen –

und macht ihm deswegen manchmal Angst. Erst in der Krabbelphase stellt das Kind die Augenlinse bewusst auf unterschiedliche Entfernungen ein. Beim Krabbeln beobachtet es die eigenen Hände und die damit verbundene Entfernungsänderung. Aus diesem Grund sollten kleine Babys in einem Tragetuch, einer Babytrage oder auch einem Kinderwagen immer zu den Eltern schauen. Manche drehen ihr Kind um, weil sie meinen, dass es ihm sonst zu langweilig wird. Mutter oder Vater zu sehen, schenkt ihm aber Sicherheit und Vertrauen, das für eine gesunde Entwicklung essenziell ist!

Bis zum ***6. Monat*** sieht das Baby zunehmend klarere Bilder und immer mehr Farben und Details. Es kann sich alleine vom Rücken auf den Bauch drehen und entwickelt die Hand-Augen-Koordination. In dieser Phase beginnt das Kind, den Kopf in Richtung eines Geräusches zu drehen, wodurch Sehen und Hören miteinander verbunden werden. Auch in Richtung von Lichtquellen oder sich bewegenden Objekten dreht es jetzt den Kopf. Es lernt allmählich, Dinge zu greifen und in den Mund zu führen.

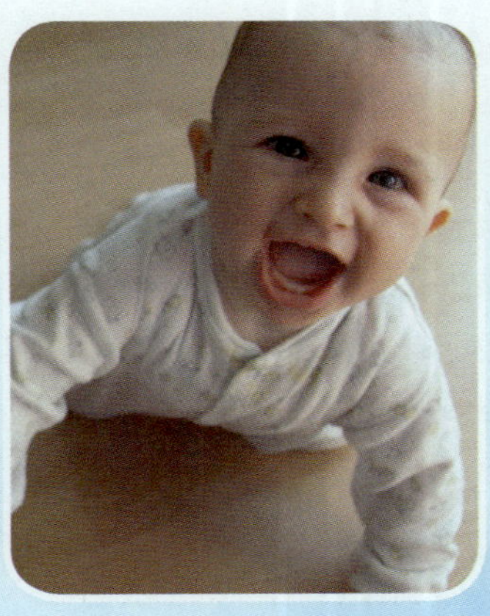

Langsam kommt das Baby in den Vierfüßlerstand, und kurz darauf beginnt es zu krabbeln. Dabei wird das visuelle System mit dem Gleichgewichtssystem verbunden. Gleichzeitig werden die beiden Gehirnhälften miteinander verknüpft. Das Kind lernt in dieser Phase, die rechte und die linke Körperhälfte gleichzeitig zu steuern, was ihm zuvor nicht möglich war. Zwischen den beiden Gehirnhälften entstehen nun zahlreiche neue Verschaltungen, der sogenannte Corpus callosum. Für das räumliche Sehen und die Koordination der beiden Augen ist dieser Prozess besonders wichtig, weshalb Kinder lange und ausgiebig krabbeln sollten. Verzichten Sie auf Hüpfhosen, Gehwagen und sonstige Hilfsmittel, um Kinder früher zum Laufen zu bringen. Die Krabbelphase ist wichtig, und der kindliche Körper weiß am besten, wie lange sie andauern sollte. Bislang hat noch jedes gesunde Kind ohne Hilfsmittel laufen gelernt – es kommt nicht darauf an, es besonders schnell zu können. Manchmal entsteht in Mutter-Kind-Gruppen ein regelrechter Konkurrenzkampf unter den frischgebackenen Mamas, wessen Kind schon dies oder jenes kann. Bitte erlegen Sie Ihrem Kind nicht schon so früh diesen Druck auf. Je mehr Sie Ihr Kind lieben, ihm Sicherheit und ein stabiles soziales Umfeld geben, desto besser kann es sich entwickeln. Stress und Druck verhindern eher, dass sich ein Kind altersgemäß entwickelt. Auch die Angst der Eltern davor, das Kind könnte fallen, sich wehtun oder verletzen, vermittelt den Kleinen, die Welt sei voller Gefahren, denen sie nicht gewachsen sind. In der Folge bleiben sie lieber ruhig und werden bequem.

Akkommodation fördern

Um die Akkommodation zu fördern, können Sie folgendes Spiel mit Ihrem Kind machen: Nehmen Sie einen kleinen Ball, ein Spielzeugauto oder irgendetwas, was rollen kann, zur Hand. Wenn das Kind im Vierfüßlerstand ist, lassen Sie nun den Gegenstand auf das Kind zurollen – nach Möglichkeit durch die Beine des Kindes hindurch, damit es eine nickende Bewegung mit dem Kopf macht. Dies können Sie auch mit älteren Kindern machen, vor allem, wenn diese weitsichtig sind. Lassen Sie den Gegenstand von vorne und von hinten durch die Arme und Beine des Kindes rollen. So muss das Kind immer wieder eine Nickbewegung machen, wodurch sich der nicht mehr benötigte Landau-Reflex allmählich zurückbilden kann.

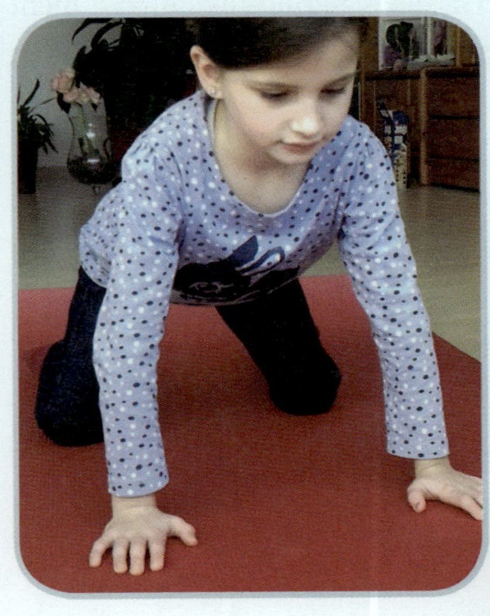

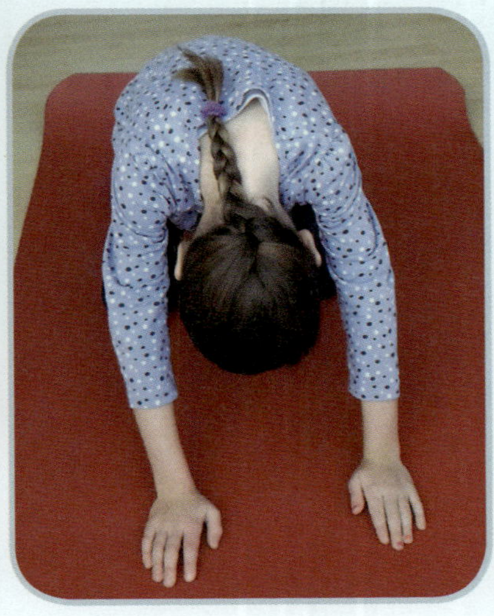

In der Phase ***zwischen dem 6. und dem 14. Lebensmonat*** wird fleißig gekrabbelt. Dies ist wichtig für die Entwicklung des Gehirns und die Verbindung der rechten und der linken Gehirnhälfte miteinander. Deshalb sollten die Kinder viel Bodenerfahrung haben dürfen. Sperren Sie Ihr Kind nicht in einen Laufstall ein. Es braucht abwechslungsreiche Erfahrungen. Durch das Krabbeln lernt das Kind auch, das Gleichgewicht zu halten, Entfernungen einzuschätzen, räumlich zu sehen und beide Körperhälften zu koordinieren, was für die spätere Motorik enorm wichtig ist. Je länger und intensiver gekrabbelt wird, desto intelligenter wird das Kind, weil dabei zahlreiche Verknüpfungen im Gehirn gebildet werden. Zudem kann sich das Kind später besser konzentrieren, seine männlichen und weiblichen Anteile – die jeder Mensch hat – sind ausgeglichener, und es reagiert gelassener auf Stress. Der Grund dafür ist, dass sie Entscheidungen nicht nur mit einer Gehirnhälfte treffen, sondern sich beider Gehirnhälften gleichermaßen bedienen können. Dadurch trifft man intuitiv bessere Lebensentscheidungen.

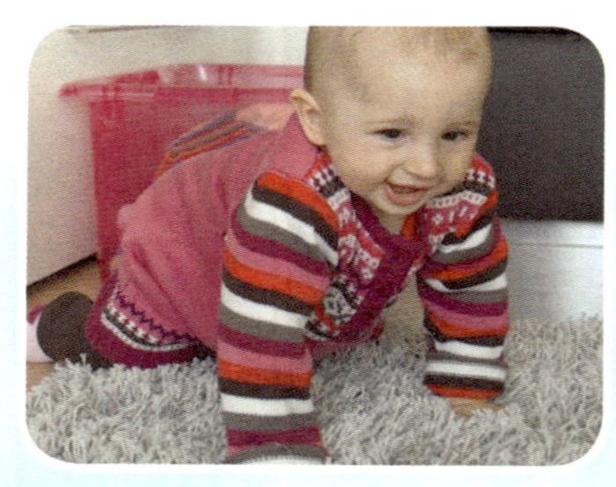

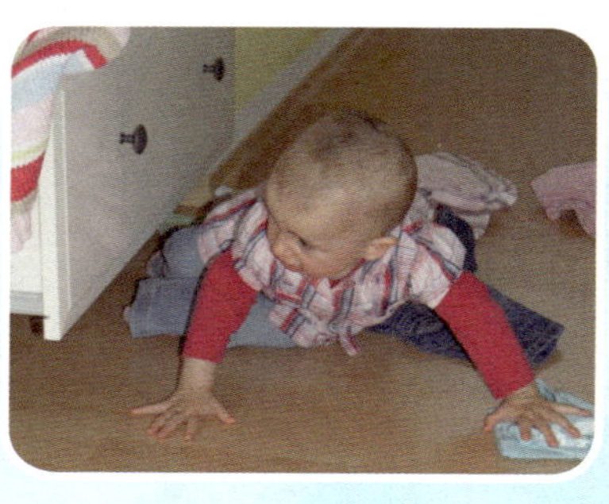

Durch das Krabbeln wird die Akkommodation der Augenlinsen geübt. Eine Hand geht vor, der Blick verfolgt diese in unterschiedliche Entfernungen.

In dieser Phase sollten Sie darauf achten, dass der Bewegungsablauf korrekt ist. Wenn ein Kind z. B. ein Bein hinterherzieht, deutet dies darauf hin, dass der asymmetrisch-tonische Nackenreflex (ATNR) ungenügend verschaltet ist. Hieraus resultiert eine gestörte Auge-Hand-Koordination, das Kind hat Schwierigkeiten, ein Objekt zu fixieren, und das Zusammenspiel von rechter und linker Gehirnhälfte funktioniert nicht richtig. Dies erkennen Sie in der Krabbelphase oder später an Störungen von komplexen Bewegungsabläufen, Haltungsstörungen sowie Schreibstörungen.
Wenn Sie bemerken, dass Ihr Kind Schwierigkeiten beim Krabbeln hat, dann können folgende Anregungen helfen, den ATNR zu regulieren.

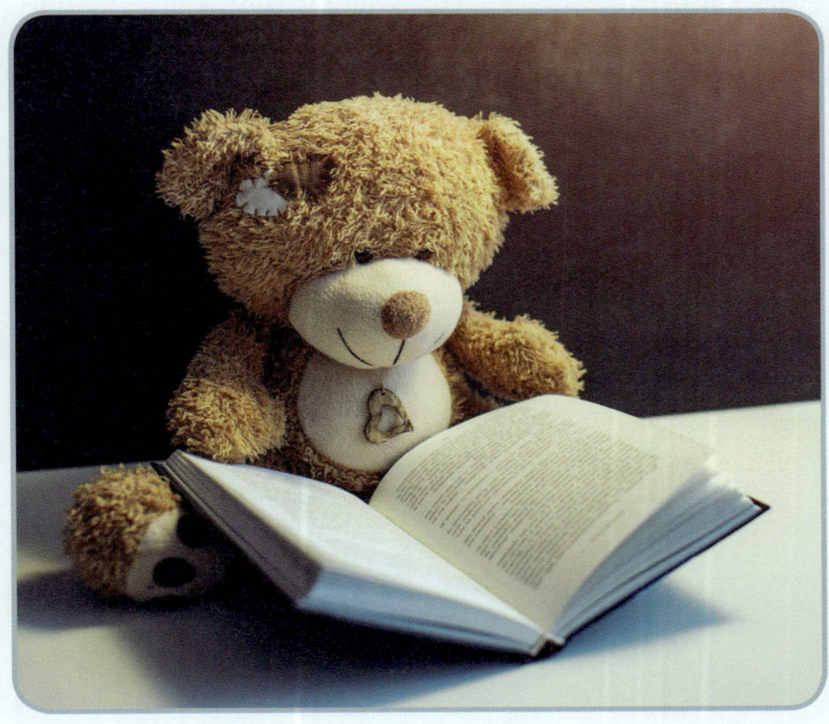

Regulation des ATNR innerhalb der Krabbelphase

1. Übung: Wenn Ihr Baby auf dem Rücken liegt, streicheln Sie sanft gleichzeitig den rechten Arm und das linke Bein und umgekehrt. Machen Sie das immer wieder ganz sanft.

2. Übung: Wenn Ihr Baby in Rückenlage liegt, nehmen Sie eine Fingerpuppe, und lenken Sie seine Aufmerksamkeit liebevoll und spielerisch darauf. Wandern Sie mit der Puppe zu einer Seite, sodass das Kind der Puppe nachsieht. Das Kind darf dabei die Puppe ergreifen, denn der Reiz, der bislang zu wenig stimuliert wurde, kann dadurch nachgeholt werden. Sie können gleichzeitig den Fuß dieser Seite behutsam streicheln, um das Kind dazu zu animieren, diesen zu strecken – falls es das nicht von selbst macht.

Die Bindung zur Mutter ist jetzt intensiv. Das Kind fühlt sich im Schutz der Eltern geborgen und fängt an, bei Unbekannten zu fremdeln. Sie können eine gesunde Entwicklung der Augen durch regelmäßiges Schwingen Ihres Kindes auf dem Arm fördern. Machen Sie dies so lange, wie es Ihnen angesichts des Gewichts des Kindes möglich ist. Kleine Babys können Sie auch auf ein Trampolin legen und dieses sanft zum Schwingen bringen.

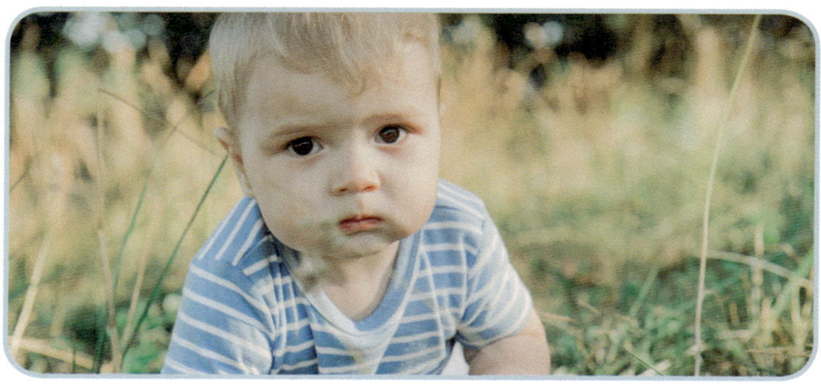

Goldsäckchen

Stellen Sie sich hüftbreit hin, und halten Sie Ihr Kind mit beiden Händen am Bauch. Schaukeln Sie es sanft zwischen Ihren Beinen hindurch. Aber halten Sie Ihr Kind dabei gut fest. Es müssen keine großen Schwünge sein, ein sanftes Schwingen reicht völlig aus, um die Augenmuskeln zu lockern. Wenn das Kind größer ist, helfen Schaukeln, Wippen oder Trampoline dabei.

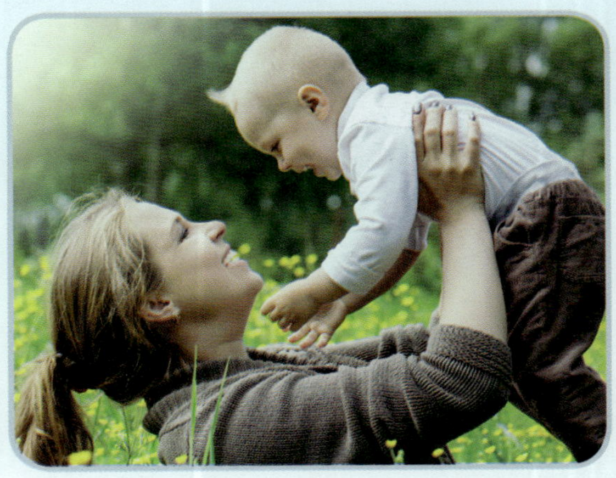

Es beginnt allmählich die ***orale Phase.*** In diesem Lebensabschnitt lernt das Baby im wahrsten Sinne des Wortes, die Welt mit allen Sinnen zu erfassen: Sämtliche Gegenstände wandern in den Mund. Mein Kind hat dies ausgiebig genossen – ich dachte, die Phase endet nie. Während dieser Zeit werden alle Geschmäcke im Gehirn gespeichert. Dadurch wissen wir als Erwachsene immer noch, wie Gegenstände schmecken, die wir längst nicht mehr in den Mund stecken würden. Wir haben jederzeit Zugriff auf die gemachten Sinneserfahrungen.

Sehen, Hören, Riechen, Schmecken und Tasten sind im Gehirn des Neugeborenen als Zusammenspiel angelegt. Alle Sinne müssen sich in den ersten Monaten und Jahren erst vollständig entfalten. Das visuelle sowie das Gleichgewichtssystem brauchen die längste Reifezeit. Gutes Sehen entsteht durch ein harmonisches Zusammenspiel aller Sinne. Durch das anfängliche Robben über das Krabbeln bis zum späteren Laufen lernt das Kind, die Sinne zu koordinieren.

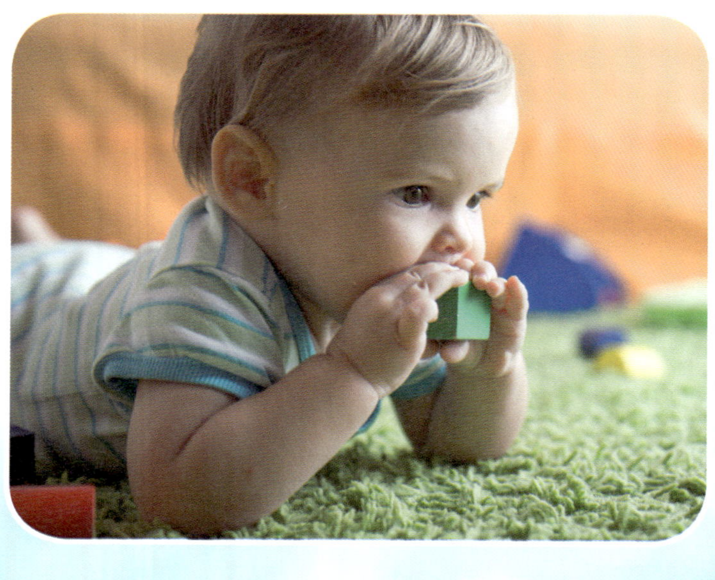

Da die Sinne miteinander verbunden sind, ist es förderlich, wenn Kinder das Sehen mit den anderen Sinnen gemeinsam lernen. Es sollte kein Sinn allein stimuliert werden. Deshalb ist es so wichtig, dass Kinder matschen (Tastsinn), alles in den Mund stecken (Geschmackssinn), riechen und hören und damit ein Bild verbinden. Nur auf diese Weise können sie die Welt begreifen. Das gelingt ihnen nicht, wenn wir sie vor ein elektronisches Gerät – Laptop, Smartphone, Tablet oder Fernseher – setzen. Dadurch gehen viele Fertigkeiten verloren, weil das Sehen nur einseitig benutzt wird und sich nicht zu vollem Potenzial entfalten kann. Außerdem wird das Kind einer Belastung ausgesetzt, die das noch unreife Gehirn gar nicht verarbeiten kann. Das Kind wird völlig überfordert – auch wenn es sich um altersgerechte Anwendungen handelt!

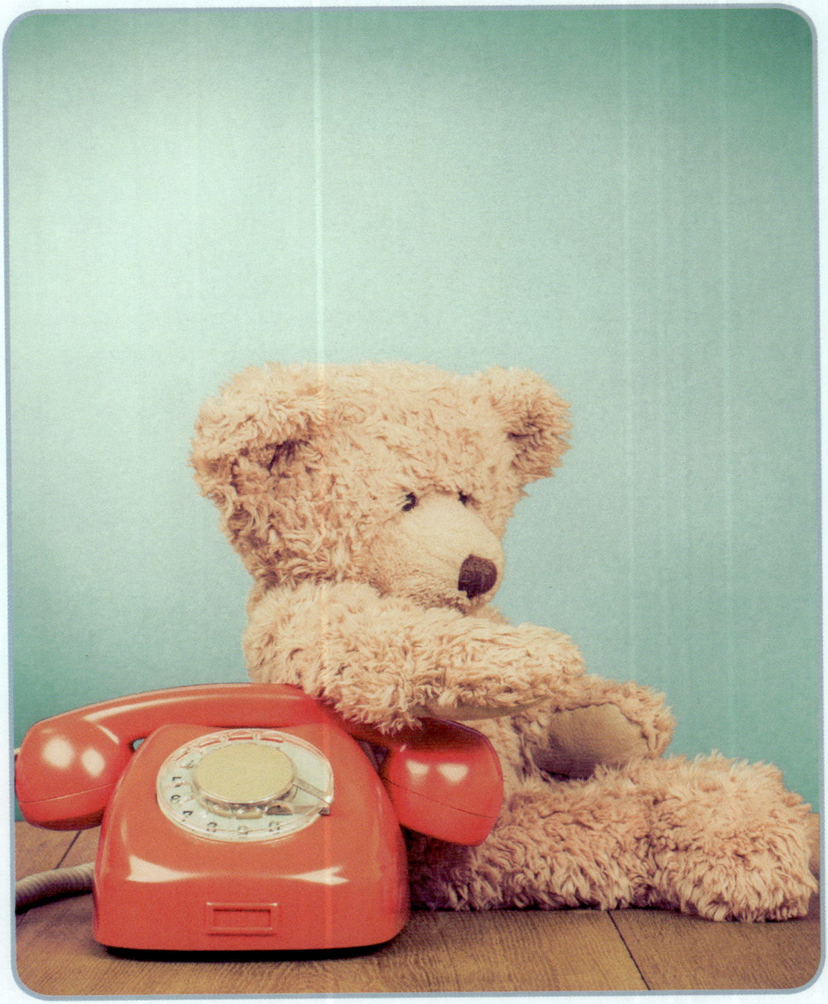

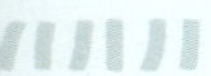

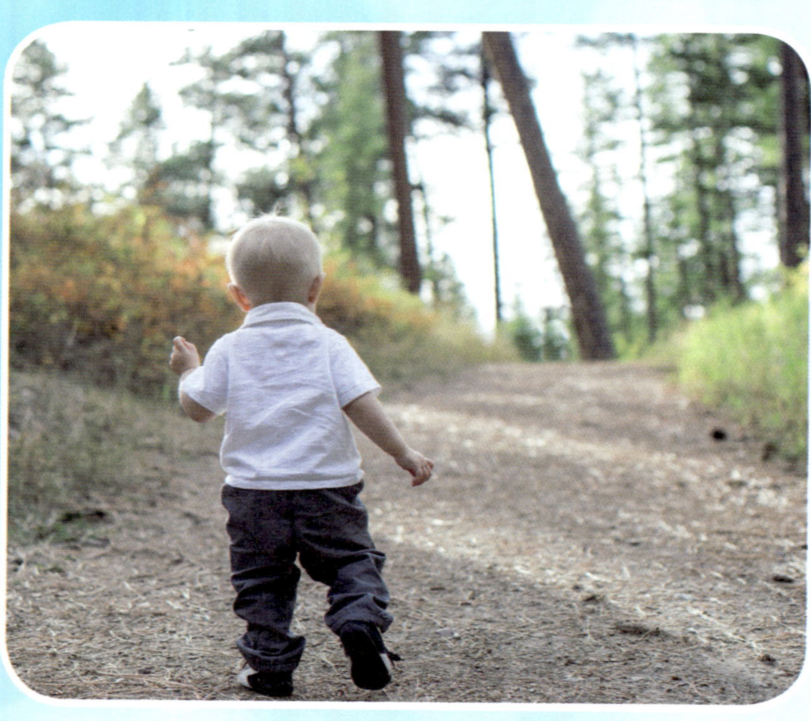

Die Sehentwicklung nach dem ersten Geburtstag

Mit ungefähr ***1 Jahr*** beginnt das Kind zu stehen und später auch zu laufen. Dies ist ein entscheidender Schritt in seiner Entwicklung, denn durch die aufrechte Haltung bekommt es eine neue Sicht auf die Welt. In den ersten Jahren wird der Gleichgewichtssinn trainiert, der im selben Schaltkreis des Gehirns wie die Seheindrücke verarbeitet wird. Je besser das Kind die Balance halten kann, desto besser ist dies folglich für das Sehen. Über die Erfassung der Räume, in denen es sich bewegt, lernt das Kind allmählich, Entfernungen einzuschätzen, und entwickelt so das räumliche Sehen.

Bis zum 1. Lebensjahr (aber auch darüber hinaus) ist es besonders wichtig, dass die Augen Anregung erhalten, in alle Blickrichtungen zu schauen. Dies können Sie unter anderem gut mit Fingerspielen bewerkstelligen. Bei älteren Kindern ist folgende Übung hilfreich.

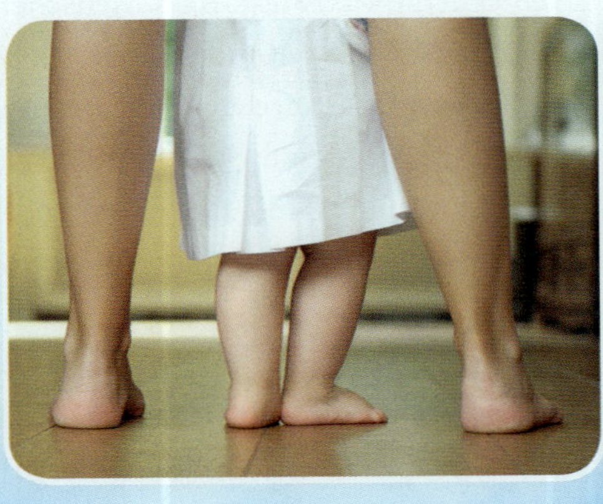

Ball an der Schnur

Befestigen Sie einen Ball an einer Schnur. Das Kind darf sich auf eine Matte legen, und Sie halten den Ball an der Schnur in einem für das Kind angenehmen Abstand über dessen Kopf. Sie lassen den Ball nun schwingen, und das Kind soll mit den Augen die Bewegung des Balles verfolgen, ohne den Kopf mitzubewegen. Wenn Sie dies eine Weile geübt haben, darf das Kind den Ball auch selbst anstubsen, mit etwas Übung nur noch mit einem Finger. Die Hände sollten dabei immer abgewechselt werden, damit zusätzlich beide Gehirnhälften miteinander verschaltet werden. Kinder lieben es, den Ball auch mit den Füßen zu schubsen. Das Wichtigste ist bei allen Übungen, dass sie den Kindern Freude machen.

Das Kind fängt jetzt allmählich an, Augen, Hände und Körper unabhängig voneinander zu bewegen. Je besser Koordination und Gleichgewicht miteinander verbunden sind, desto kompliziertere Bewegungsabläufe gelingen dem Kind. Dazu gehört auch, die Augen unabhängig vom Kopf zu bewegen. Dr. William Bates, der Urheber des Sehtrainings, stellte in seiner Arztpraxis fest, dass Menschen, die ihre Augen wenig bewegen, sondern mehr Kopfbewegungen machen, stärker fehlsichtig sind als Personen, die ihre Augen viel bewegen. Daran erkennt man, wie eng die Reflexe und die Ausbildung des Sehvermögens miteinander verknüpft sind. Sind die Reflexe ungenügend stimuliert worden, ist es nur schwer möglich, die Augen unabhängig vom Kopf zu bewegen.
Je vielfältiger das Kind seine Sinne erfahren darf, desto besser ist dies für seine gesamte Entwicklung. Kinder sollten daher klettern, matschen und im Freien spielen dürfen. Keine Sorge, die Wohnung wird später von ganz allein wieder ordentlich. Die Entdeckerphase

hält nicht ewig an. Kinder brauchen Tageslicht – keine künstlichen Lichtquellen, kein Blinklicht, keine künstlichen Geräusche! All dies verwirrt das kindliche System und belastet es. Zudem wirkt sich die schädliche Strahlung, die elektronische Geräte aussenden, negativ auf das Gehirn sowie auf die Zirbeldrüse aus!

Lassen Sie Ihr Kind schon früh selbst essen, auch das ist wichtig für die Augen-Hand-Koordination. Hierbei werden das räumliche Sehen, aber auch das Fühlen, Schmecken, Einschätzen von Entfernungen und Riechen gleichzeitig trainiert.

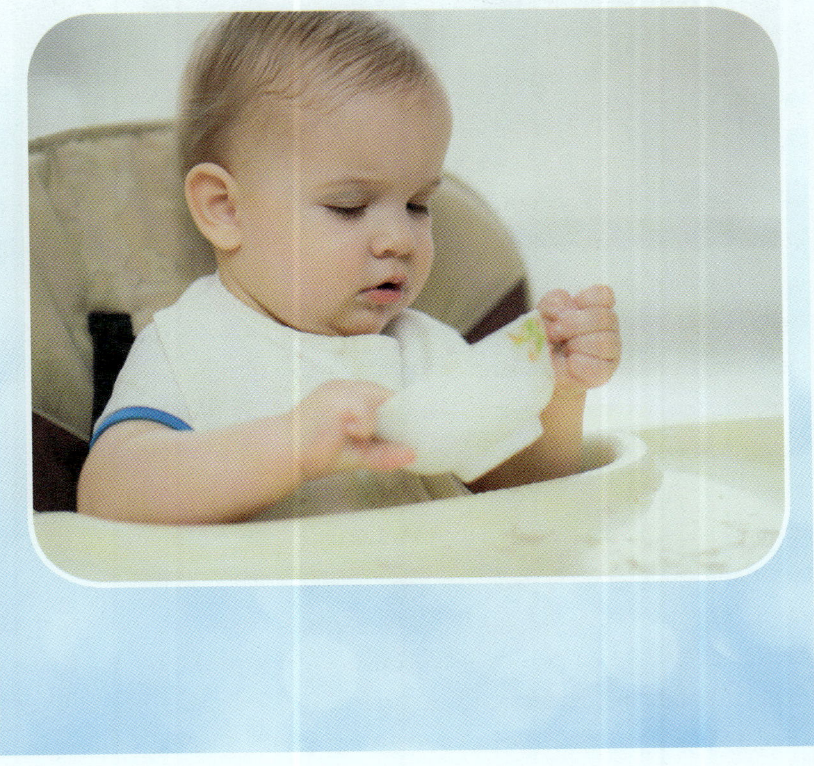

Kinder wollen im Alltag mitmischen dürfen. Lassen Sie sie Ihnen helfen – ganz spielerisch. Meine Tochter war 1 ½, als ich ihr einen Schrank aufgebaut habe. Es war erstaunlich, wie gezielt sie den Schraubendreher in die Schrauben steckte. Sie war so eifrig bei der Sache, dass sie alle Schrauben »festgedreht« hat. Hier sieht man schön, wie sich die Macula bereits entwickelt hat – sonst hätte sie nicht so treffsicher »geholfen«.

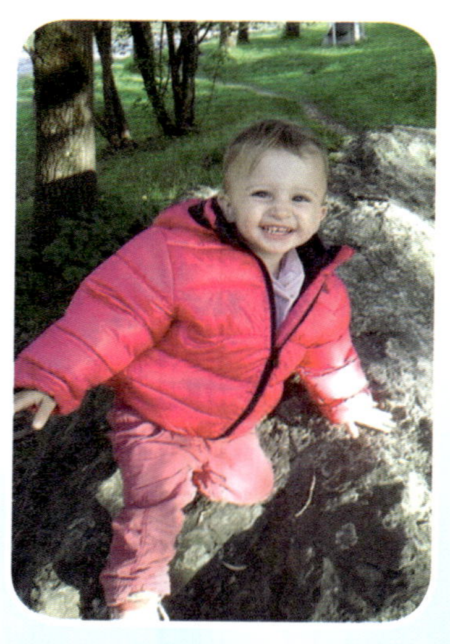

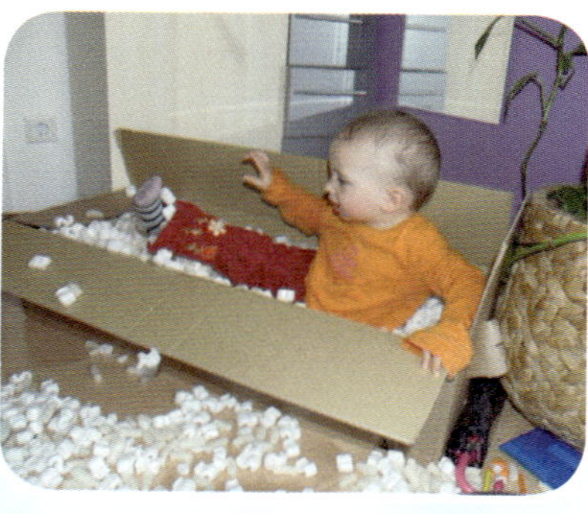

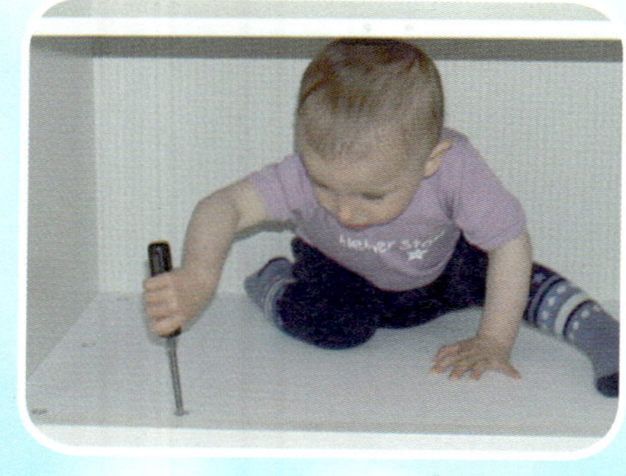

Um die Koordination der beiden Augen zu fördern, können Sie Ihr Kind nun auch glitzernde Gegenstände mit dem Blick in alle Richtungen folgen lassen. Dies steigert die Aufmerksamkeit auf das Objekt. Hervorragend geeignet sind dafür die kleinen Dekopicker, mit denen manchmal Eisbecher dekoriert sind. Wenn Sie sie drehen, schauen die Kleinen sie besonders gern an. Sie können auch ein Fixationsobjekt (z. B. einen Stift) in alle Richtungen bewegen. Beobachten Sie dabei die Augenbewegungen Ihres Kindes: Kann es in alle Blickrichtungen schauen? Nimmt es den Kopf mit? Sind die Bewegungen flüssig? Schauen beide Augen in die gleiche Richtung? Gibt es Richtungen, in die Ihr Kind nicht mit beiden Augen sehen kann? Je mehr Sie üben, desto gleichmäßiger und flüssiger werden die Bewegungen. Gelingt es Ihrem Kind nicht so gut, in eine Richtung zu schauen, dann massieren Sie beim Blick in diese Richtung dessen Hinterkopf. Dadurch fällt es ihm zunehmend leichter.

Bitte vermeiden Sie bei dieser Übung blinkende und leuchtende Gegenstände. Diese überreizen das noch nicht fertig entwickelte Gehirn. Zwar machen die Hersteller damit Werbung, dass leuchtende Spielsachen den Sehsinn fördern, allerdings sind dafür natürliche Spielsachen wie Bausteine gleichermaßen geeignet. Und am allerbesten ist es, die Kinder so viel wie möglich mit in die Natur zu nehmen. Dort sind die Farben für unsere Augen am ausgewogensten und die Formen am natürlichsten.

Ball spielen

Sowohl für die Augen-Hand-Koordination als auch für die Akkommodation, Fusion, Konvergenz und das räumliche Sehen ist jegliche Form von Ballspielen wichtig für die Kinder. Etwa ab dem 2. Lebensjahr ist es dem Kind möglich, einen Ball über den Kopf zu werfen und auch Bälle zu fangen. Bieten Sie Ihrem Kind unterschiedliche Materialien und Ballgrößen zum Üben an. Eine Entfernung von etwa 2–3 Metern reicht zu Beginn vollkommen aus. Auch das Schießen des Balles mit dem Fuß ist für das Sehen wichtig, »kicken« Sie daher jeden Tag ein paar Minuten mit Ihrem Kind.

Vom ***3. Lebensjahr*** bis zum Schulalter sollten Sie regelmäßig beobachten, ob Ihr Kind mit beiden Augen gleichmäßig in alle Blickrichtungen schauen kann. Nehmen Sie ein Objekt, und lassen Sie Ihr Kind es mit den Augen verfolgen, ohne den Kopf dabei zu drehen. Beobachten Sie, ob beide Augen am Objekt bleiben, ob ein Auge sich ausklinkt, ob die Augen ruhig bewegt werden oder unkoordiniert springen. Achten Sie auch darauf, ob sich beim Blick in die Nähe die Augen gleichmäßig nach innen bewegen, oder ob ein Auge nicht so weit mitgeht bzw. sich eventuell gar nicht nach innen bewegen kann.

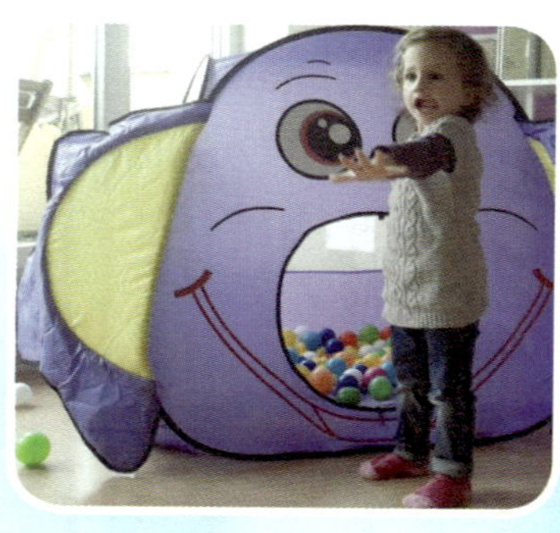

Für einen weiteren Test mit Kindern in diesem Alter benötigen Sie zwei Gegenstände. Ihr Kind soll in einem Abstand von ca. 2 Metern zu diesen Gegenständen sitzen. Halten Sie jeden Gegenstand in einer Hand. Lassen Sie Ihr Kind nun von dem einen Gegenstand zum anderen schauen. Es soll ein paar Mal hin und her wechseln. Beobachten Sie währenddessen die Augen und den Kopf. Kann Ihr Kind die Augen ohne den Kopf bewegen? Sind die Augenbewegungen flüssig? Trifft Ihr Kind die Objekte, oder können Sie eine Einstellbewegung erkennen, also eine Korrektur der Blickrichtung? Anschließend legen Sie einen Gegenstand beiseite und fordern das Kind auf, den Gegenstand in Ihrer Hand anzuschauen. Es soll nun den Kopf nach links und rechts sowie nach oben und unten drehen, dabei bleiben die Augen auf den Gegenstand gerichtet. Beobachten Sie auch hier die Augen.

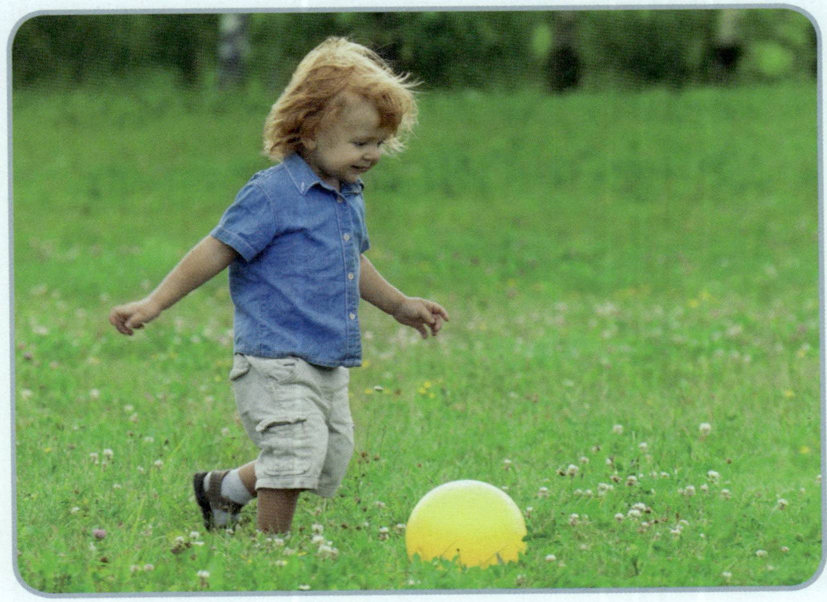

Regulation des ATNR in der Kleinkindphase

Ihr Kind liegt auf dem Rücken, am besten auf einer weichen Matte auf dem Boden. Nun soll es Arme und Beine anziehen wie ein kleines Baby. Machen Sie Ihrem Kind dies zu Beginn am besten vor, dann weiß es, was Sie von ihm wollen. Kleben Sie Ihrem Kind zwei unterschiedliche Aufkleber auf die beiden Zeigefinger, z. B. mit einer Sonne auf dem rechten und einer Wolke auf dem linken Zeigefinger. Erzählen Sie eine Geschichte, in der beide Symbole vorkommen. Immer, wenn Sie in der Geschichte von der Sonne erzählen, soll Ihr Kind den rechten Arm und das rechte Bein nach rechts ausstrecken. Wenn Sie von der Wolke erzählen, dann sollten der linke Arm und das linke Bein gleichzeitig ausgestreckt werden. Ihr Kind wird ganz automatisch der Sonne oder der Wolke nachschauen. Dieser Bewegungsablauf stimuliert den atonisch-symmetrischen Nackenreflex, der sich dadurch zurückbilden kann, sodass das Kind lernen kann, die Augen unabhängig vom Kopf zu bewegen.

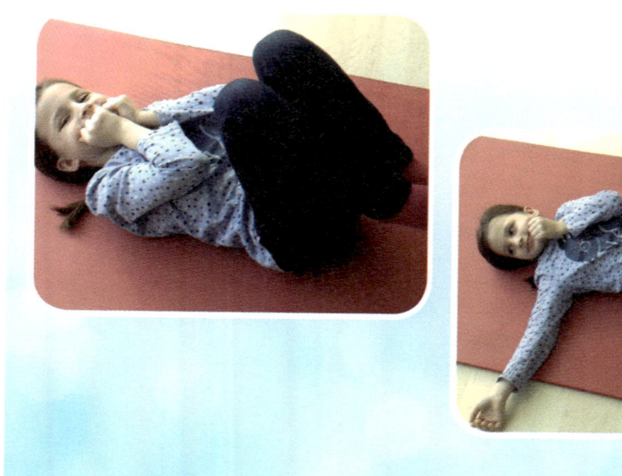

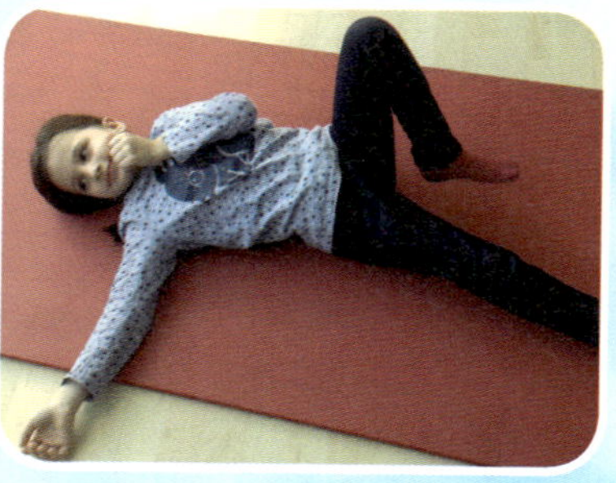

Verbinden beider Gehirnhälften

Mit kleinen Kindern (1 – ca. 3 Jahre)

Tiere spielen: Spielen Sie Löwe und Tiger, Katze und Hund oder sonstige Tierspiele, bei denen die Kinder wieder krabbeln. Kinder lieben solche Spiele. Scheuen Sie sich nicht, einfach mitzumachen.

Autowaschanlage: Dieses Spiel, das ich in meinen Kinderkursen immer wieder mache, macht besonders mit vielen Kindern großen Spaß. Sinnvoll ist es, wenn zwei Erwachsene dabei sind: Die Kinder dürfen sich aussuchen, welches Auto sie sein wollen. Die beiden Erwachsenen knien sich gegenüber und spielen die Autowaschanlage. Die Kinder krabbeln nacheinander durch die Waschanlage und werden von den Erwachsenen mit den Händen »gewaschen«. Als Hilfsmittel kann man auch einen Tunnel dazunehmen, durch den die Kinder vor dem Waschen krabbeln müssen.

Krabbelübung mit Bild: Hängen Sie ein Bild auf Augenhöhe des Kindes an die Wand, wenn es in Krabbelposition ist. Lassen Sie das Kind auf das Bild zukrabbeln. Dadurch trainiert es zusätzlich die Akkommodationsfähigkeit der Augen.

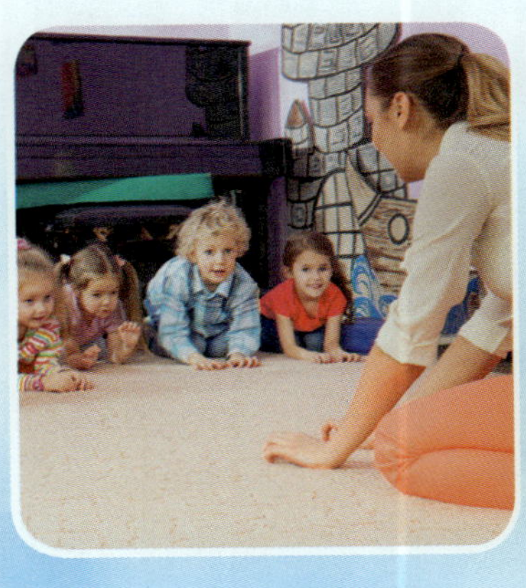

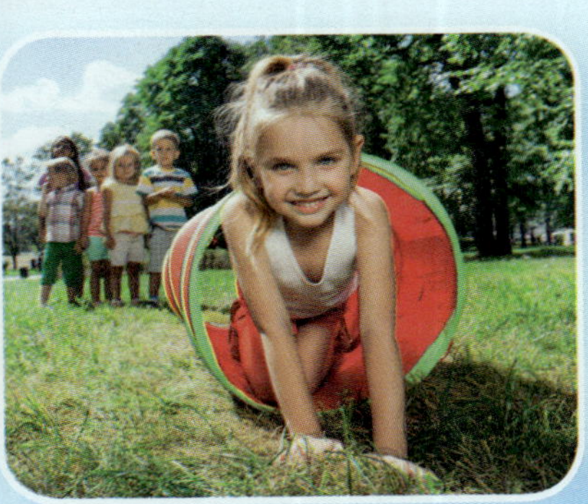

Mit Kleinkindern (ab ca. 3 Jahre)

Überkreuzbewegung: Kleben Sie Ihrem Kind in die rechte Hand und an das linke Knie z. B. einen Pferdeaufkleber. In die linke Hand und auf das rechte Knie können Sie ein anderes Motiv kleben, z. B. einen Elefanten. Das Kind liegt in Rückenlage auf dem Boden. Die Arme werden zur Seite gestreckt, die Beine sind ebenfalls ausgestreckt. Jetzt fordern Sie Ihr Kind auf, das Pferd mit dem anderen Pferd zu fangen. Das fangende Tier ist immer in der Hand, das gefangene am Knie. Hierfür muss das Kind die rechte Hand zum linken Knie bringen und dabei den linken Fuß anheben.

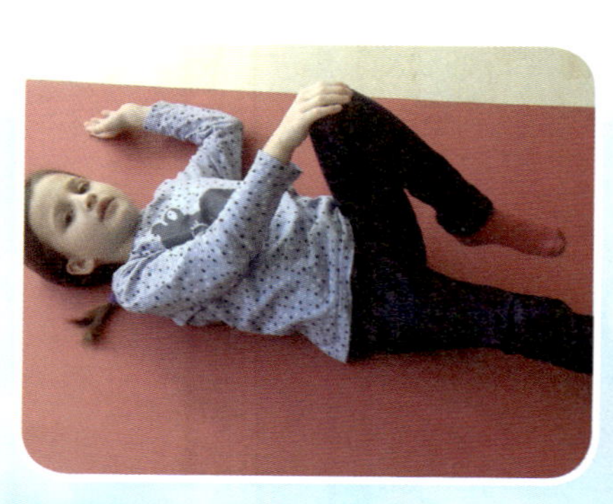

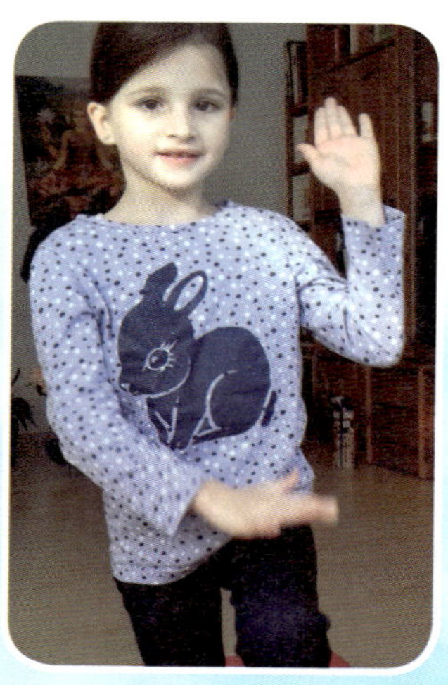

Diese Bewegung wiederholt es nun so lange, bis Sie ihm eine andere Ansage machen, z. B. das Pferd fängt den Elefanten. So wechseln Sie nun durch, bis Ihr Kind für ca. 2 – 3 Minuten abwechselnd überkreuzende und gleichseitige Arm- und Beinbewegungen gemacht hat. Beginnen und enden Sie mit der überkreuzenden Bewegung. Im Liegen ist diese Übung einfacher als im Stehen, da der Gleichgewichtssinn nicht benötigt wird. Nach 3 – 4 Wochen, wenn Sie mit Ihrem Kind eine Weile geübt haben, können Sie die Übung auch im Stehen machen. Führen Sie nach einer Weile etwas Neues ein.

Ab dem 5. Lebensjahr können Sie so üben, dass das Kind eine überkreuzende Bewegung machen soll, wenn Sie ein X auf einem Blatt in die Luft halten, und eine gleichseitige Bewegung, wenn Sie zwei Striche auf einem Blatt zeigen. Achten Sie auch darauf, dass Ihr Kind die Arme nach dem Abklatschen des Knies wieder in die Luft hält – am besten so hoch, als würde es Obst vom Baum pflücken. Das unterstützt ist die Verschaltung im Gehirn.

Die liegende Acht: Diese Übung kann im Sitzen oder im Stehen durchgeführt werden. Das Kind zeichnet mit einer Hand eine liegende Acht vor das Gesicht und verfolgt die Handbewegung mit Kopf und Augen. Diese Bewegung sollte etwa 9 Mal durchgeführt werden. Danach wiederholt das Kind die Übung mit dem anderen Arm und verfolgt die Hand ebenfalls mit Kopf und Augen.

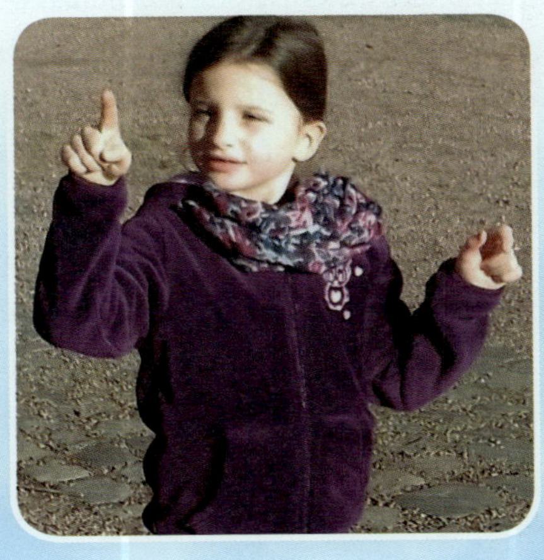

Sinne spielerisch fördern

Hier möchte ich Ihnen einige Anregungen für alltägliche Spiele geben, die die Entwicklung aller Sinne fördern.

Hörsinn

Das Kind schließt die Augen, und Sie schnipsen mit den Fingern in einer Richtung, in die das Kind ohne Kopfbewegung schauen kann. Das Kind darf nun die Augen öffnen und soll in die Richtung schauen, aus der es das Geräusch gehört hat. Danach sind Sie an der Reihe. Wechseln Sie die Richtungen ab. Gibt es Richtungen, die Ihnen oder Ihrem Kind schwerfallen? Sollte Ihr Kind Schwierigkeiten dabei haben, können Sie diese Übung auch erst einmal so machen, dass das Kind mit den Händen in die Richtung des Geräusches zeigen soll und später erst mit den Augen.

Gleichgewichtssinn

Neben dem Erlernen des Fahrradfahrens, Balancierens, Kletterns, Stehens und Hüpfens auf einem Bein können Sie mit Ihrem Kind folgende Übung machen, um den Gleichgewichtssinn zu trainieren: Nehmen Sie fünf verschiedene Gegenstände, und balancieren Sie und Ihr Kind sie entlang einer bestimmten Strecke auf verschiedenen Körperregionen. Der Gegenstand sollte dabei möglichst nicht herunterfallen. Wenn noch mehr Familienmitglieder vorhanden sind, können natürlich alle mitmachen. Beginnen Sie mit der Handinnenfläche, danach kommt die Handaußenfläche, dann balancieren Sie den Gegenstand auf einem Finger, auf den Schultern und zum Schluss auf dem Kopf.

Tastsinn

Ihr Kind setzt sich mit verbundenen Augen auf einen Stuhl. Wählen Sie fünf Alltagsgegenstände (oder Spielsachen) aus, und geben Sie Ihrem Kind jeweils eines davon. Das Kind soll nun mit den Händen ertasten, um welchen Gegenstand es sich handelt. Wenn Sie das Spiel erschweren möchten, können Sie nach einiger Zeit auch mit den Füßen tasten. Probieren Sie es auch selbst aus. Dies ist ein schönes Spiel, um den Tastsinn zu fördern. Ich habe es vor Kurzem mit meiner Tochter gespielt, und mit den Füßen war sie unschlagbar, ich habe mich da doch schwerer getan.

Geruchssinn

Verbinden Sie Ihrem Kind die Augen, und lassen Sie es ihm bekannte Dinge durch den Geruch erraten. Hierfür eignen sich Lebensmittel oder sonstige natürliche Gerüche. Verwenden Sie keine künstlichen Duftstoffe.

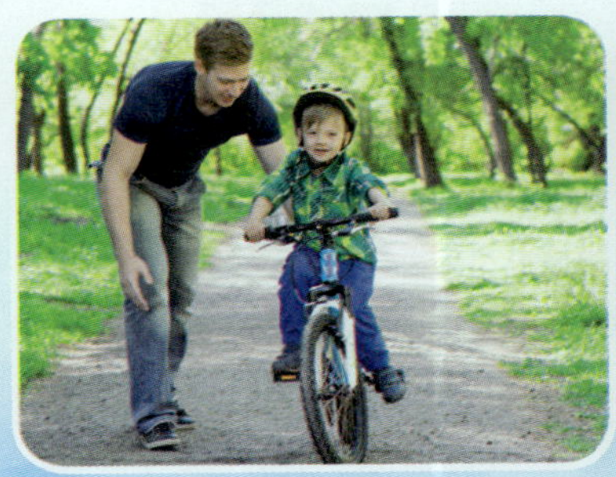

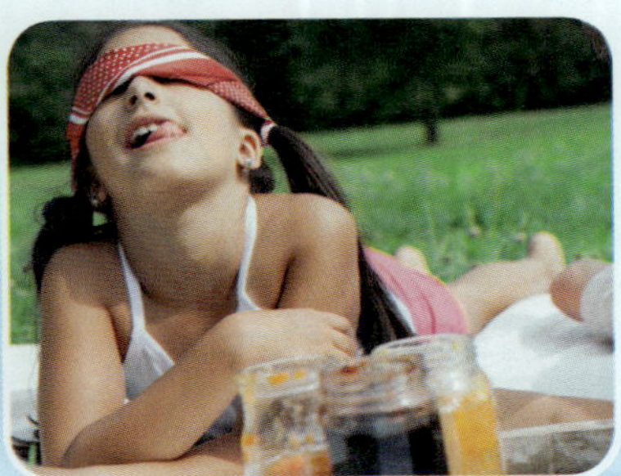

Koordination von Fuß- und Augenbewegungen – *das Flugzeugspiel*

Mit dieser Übung fördern Sie die Koordination von Augen und Füßen. Ihr Kind liegt auf dem Rücken, es darf das Flugzeug sein. Sie sind der Pilot, der das Flugzeug lenkt. Das Kind schaut mit den Augen in die Flugrichtung. Das Steuer des Flugzeuges sind die beiden großen Zehen des Kindes, die Sie umgreifen und nacheinander in unterschiedliche Richtungen bewegen. Ihr Kind soll dann die Augen in diese Richtung lenken. Achten Sie darauf, dass das Kind nur die Augen und nicht den ganzen Kopf bewegt. Tauschen Sie danach die Rollen.

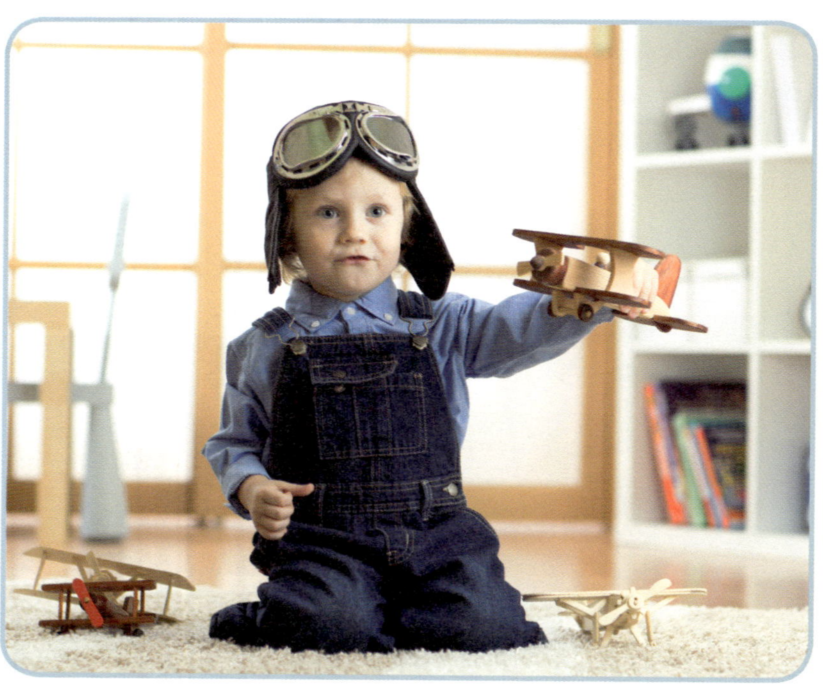

Durchsichtig malen

Kindergartenkinder lieben dieses Spiel. Sie zeichnen im Wechsel Bilder mit den Fingern in die Luft. Derjenige, der gerade an der Reihe ist, darf erraten, was der andere gemalt hat. Nach einiger Zeit können Sie diese Übung auch mit dem Tastsinn verbinden, indem Sie sich die Bilder gegenseitig auf den Rücken zeichnen und erraten.

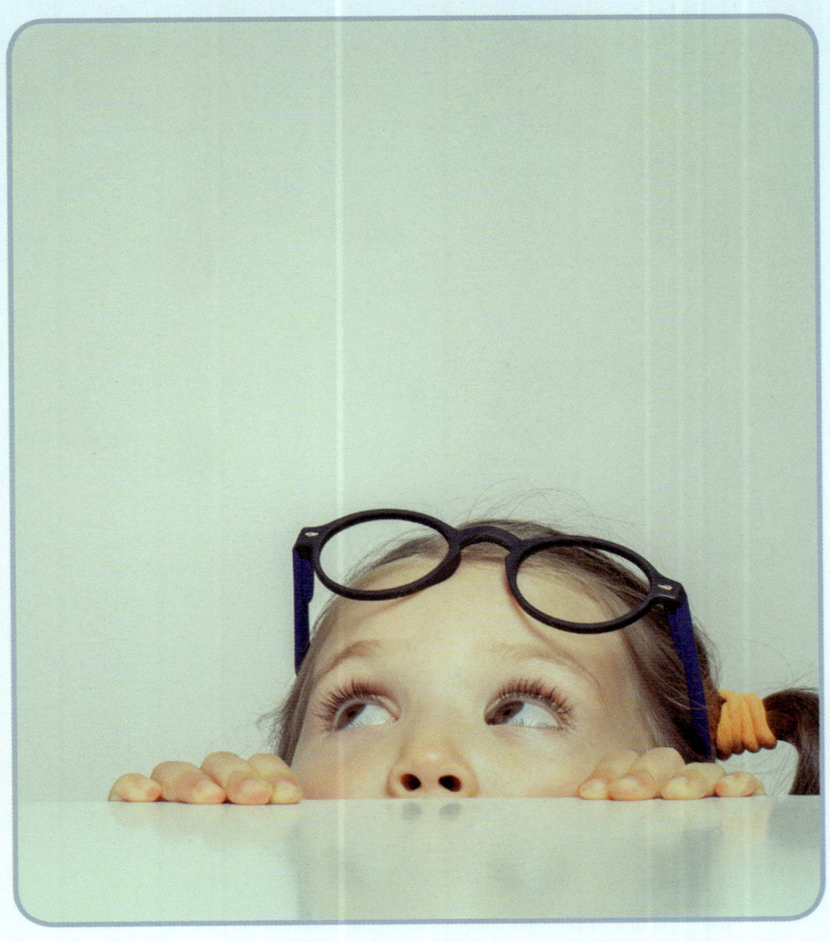

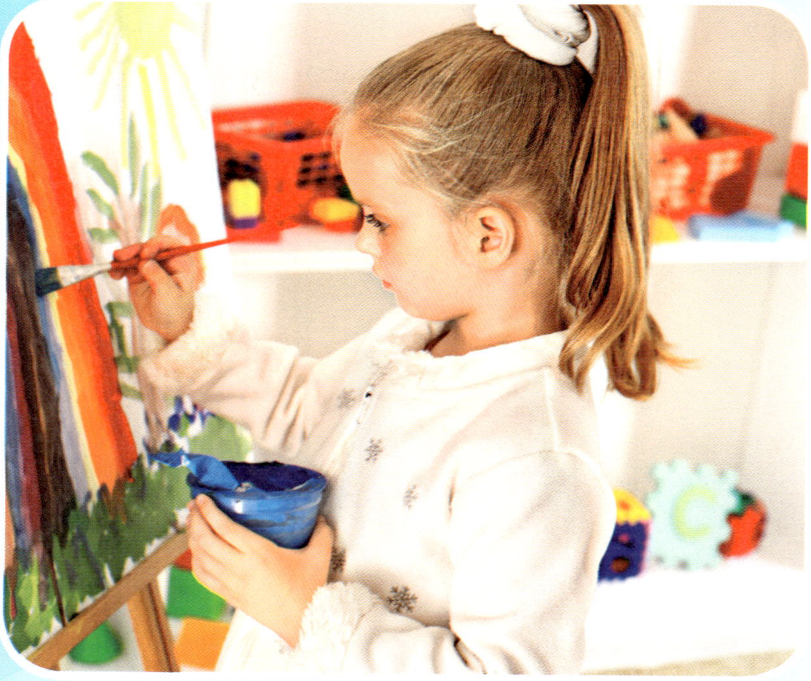

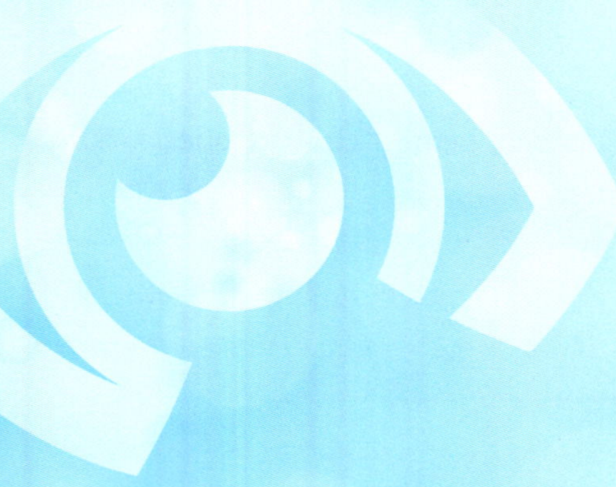

Die Entwicklung der Augen bis zur Einschulung

In den ersten ***6–7 Lebensjahren*** wachsen die Augen rasch, dann verlangsamt sich das Wachstum. Die angeborene Weitsichtigkeit verwächst sich dabei völlig automatisch und braucht in der Regel nicht korrigiert zu werden.

Innerhalb der ersten 7 Lebensjahre sind Kinder vorwiegend rechtshirnig gesteuert. Die rechte Hemisphäre ist unsere intuitive und kreative Seite. Deshalb ist es wenig sinnvoll, die Kinder früher in die Schule zu schicken. Das logische und analytische Denken entwickelt sich erst ab dem 7. Lebensjahr, und die Kinder sind in einem Schulsystem überfordert, das fast ausschließlich Wert auf Rationalität legt. Dies verursacht Stress – auch im Sehapparat. Nicht zufällig bekommen gerade in diesem Alter viele Kinder erstmals eine Brille. Unsere Leistungsgesellschaft versucht, schon die Kinder in das System zu pressen. Aber alles hat seine Zeit. Man kann nicht erwarten, dass man drei Tage nach dem Pflanzen von Kartoffeln schon neue Kartoffeln ernten kann. Es braucht die Zeit des Wachsens und des Gedeihens, und wenn man zu früh erntet, sind die Kartoffeln eben noch nicht genießbar. Unsere Kinder brauchen auch eine Zeit des Wachsens und Gedeihens. Und genau wie Unwetter und andere störende Einflüsse Auswirkungen auf die Reifung haben, hemmt ein instabiles soziales Netz die Entwicklung des Kindes.

Eine befreundete Mutter war besonders stolz darauf, dass sie ihrer 1½-jährigen Tochter bereits einige Buchstaben beigebracht hatte. Die Kleine zeichnete diese brav nach. Doch in diesem Alter verstehen die Kinder das überhaupt nicht. Sie stehen ja noch vor der Herausforderung, sprechen zu lernen. Mittlerweile ist dieses Kind 6 Jahre alt und hat infolge der permanenten Überforderung in allen Bereichen leider immer noch nicht gelernt, sich richtig auszudrücken. Einige Laute sind noch so undeutlich wie bei einem zweijährigen Kind. Ich finde es schade und bedenklich, dass manche Eltern den Kindern Wissen zum unpassenden Zeitpunkt eintrichtern möchten. Dadurch können die Kleinen die aktuelle Phase nicht ausschöpfen, was ihnen später fehlt. Wir Eltern sollten uns nicht bemühen, unsere Kinder schon im jüngsten Alter auf den späteren Wettkampf einzustellen. Alle emotionalen Stressfaktoren können sich ungünstig auf die Augen auswirken. Dazu gehören sowohl Ausgrenzung, Mobbing und sozialer Druck als auch Stress durch Überforderung.

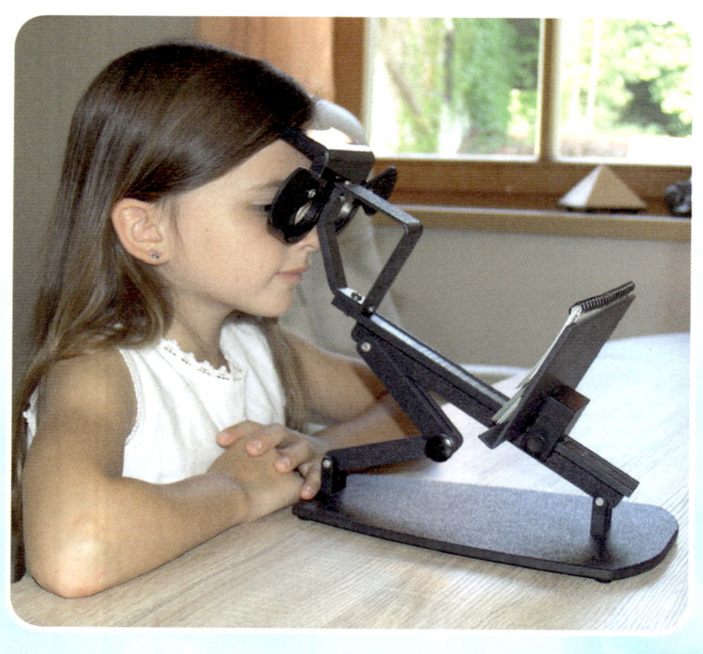

Kinder mit Sehproblemen entwickeln unterschiedliche Strategien, um die innere Unsicherheit, die unreife Persönlichkeit sowie den Stress und Druck bewältigen zu können. Viele Kurzsichtige verschwinden im eigenen Zimmer, beschäftigen sich mit Lesen, Lernen und ziehen sich auch innerlich zurück. Oft sieht man das auch an der Haltung: Die Schultern hängen, manchmal werden auch die Füße nach innen gekehrt. Weitsichtige hingegen übertünchen die innere Anspannung mit Action bis zum Umfallen.

Ab dem ***7. Lebensjahr*** sind die Augen und die Netzhaut voll entwickelt. In den folgenden Jahren vertieft sich nun noch das räumliche Sehen durch zahlreiche neue Verschaltungen im Gehirn.

In der Regel kommen Kinder mit 6 oder 7 Jahren in die Schule. Sie sollten behutsam vom bildhaften und emotionalen Denken in die analytische Denkweise geführt werden. Hat sich ein Kind gesund entwickelt und sind zusätzlich alle Sinne bereit, so nimmt die Konzentrationsfähigkeit zu, und es kann jetzt über einen längeren Zeitraum den Blick auf Buchstaben richten. Das Kind hat bereits gelernt, den Blick zu steuern. Schaut es in die Nähe, muss es hierfür akkommodieren und zugleich konvergieren, also die Augenlinsen kugeliger formen, um das Auge auf nahe Objekte einzustellen, und beide Augäpfel nach innen auf ein Objekt ausrichten. Gelingt es nicht, Akkommodation und Konvergenz zu vereinen, wackeln die Zeilen, und die Buchstaben springen. Das Kind verrutscht in den Zeilen, und das Lesen gelingt nicht gut. Kinder, bei denen sich die Augensteuerung langsamer oder schwächer entwickelt, werden häufig in die Schublade der Legastheniker gesteckt. Auch Schulkinder mit dem sogenannten ADHS-Syndrom haben oft Schwächen in der Steuerung der Augen. Aber weder

Brille noch Medikamente sorgen dafür, dass die Ursachen hierfür behoben werden. (Ich bezweifle, dass es ADHS gibt, doch das ist ein anderes Thema, das für dieses Buch zu weit vom Thema wegführte.) Bei den ersten Leseversuchen benutzen die Schulanfänger die rechte, bildhafte Gehirnhälfte. Erst wenn sie das Lesen oft geübt haben, benutzen sie zunehmend die linke, logisch-analytische Gehirnhälfte, um Texte zu erfassen. Später switchen sie hin und her, je nachdem, ob sie die Wörter schon kennen oder es sich um Neues handelt.

Förderung von Akkommodation und Vergenz

Nehmen Sie Fingerpuppen zur Hand, oder malen Sie sich Männchen auf die Finger. Erzählen Sie eine passende Geschichte, in der Sie Ihre Finger vor und zurück bewegen können. Führen Sie einen Finger von der Ferne auf das Kind zu, muss es sich auf die unterschiedlichen Entfernungen einstellen. Akkommodation und Vergenz werden dadurch trainiert.

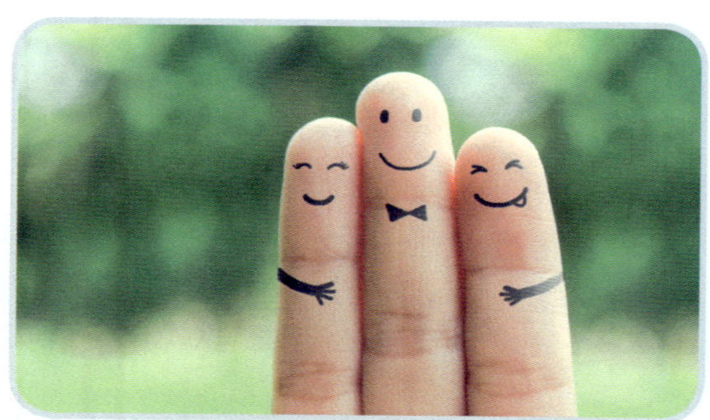

Während der ***Grundschulzeit*** wird das Sehen der Kinder immer detaillierter. Sie können allmählich Figuren vom Untergrund unterscheiden.

Dies ist nur möglich, wenn sie deren Form bereits im Gehirn gespeichert haben und wiedererkennen. Diese visuelle Fähigkeit ist wichtig für das Erfassen von mehrstelligen Zahlen oder Reihenfolgen sowie die Raumwahrnehmung, denn sie lässt die Kinder erkennen, ob sich etwas vor, über oder neben einem Gegenstand befindet. Auch die Formkonstanzbeachtung entwickelt sich nun. Hier geht es um das Erkennen von Formen aus unterschiedlichen Perspektiven. Daraus resultiert eine weitere Fähigkeit: das Erkennen der Lage eines Objektes im Raum. Das Kind kann Objekte hinsichtlich ihrer Lage einschätzen (unten, oben, rechts, links etc.). Zudem lernt das Schulkind, räumliche Beziehungen zu erfassen (nah oder fern, mehr oder weniger, gleich oder ungleich).

Um beide Gehirnhälften zu aktivieren sowie die Konzentration, das Reaktionsvermögen und die (Fein-)Motorik zu fördern, sind alle Arten von Ballspielen, Bügelperlen, Halli Galli©, Memory©, Klatsch-Memo©, Türmchenspiel, liegende Holzacht und Kugelbahnen sinnvoll.

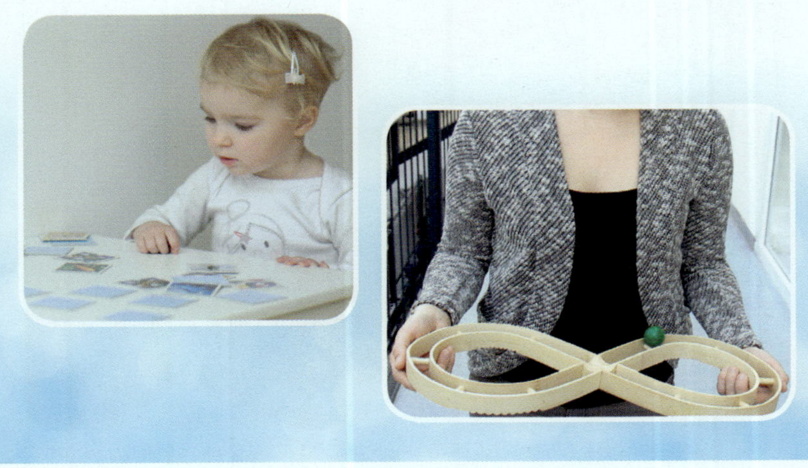

rechts: Die Motorikacht schult die Auge-Hand-Koordination.

Die Kugelbahn möchte ich einmal herausgreifen, weil sie so unscheinbar wirken mag, doch Sie können Ihr Kind damit gut fördern. Die Bereiche visuelle Wahrnehmung, Auge-Hand-Koordination, Feinmotorik, Konzentration und Ausdauer, logisches Denken, Kreativität und Fantasie werden stimuliert, und die Kugelbahn beruhigt und entspannt das Kind. Sie können ein sehschwaches oder amblyopes Auge aktivieren, indem Sie bei der Kugelbahn fluoreszierende Kugeln verwenden.

Diese Kugeln eignen sich auch gut zum Einsatz mit einer Motorikacht. Das ist eine Holzmurmelbahn in Form einer liegenden Acht, mit der das Kind die Auge-Hand-Koordination üben kann. Gleichzeitig werden beide Gehirnhälften und beide Augen miteinander koordiniert. Daher eignet sich dieses Spielzeug auch hervorragend bei Schielkindern.

Jetzt ist das richtige Alter für Labyrinthe, Suchbilder zur Figur-Grund-Unterscheidung und das Verbinden von Zahlen durch Linien.

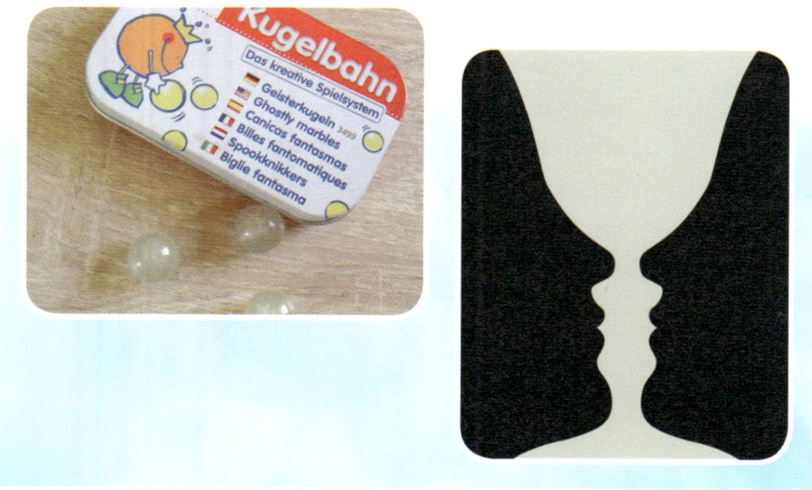

rechts: Beispiel für eine Grafik zur Figur-Grund-Unterscheidung: Entweder werden zwei Gesichter oder ein Kelch wahrgenommen.

Puppen verfolgen

Für diese Übung benötigen Sie zwei Fingerpuppen. Sie und Ihr Kind stecken sich je eine auf einen Finger und sitzen einander gegenüber. Sie beide bewegen jetzt Ihre eigene Puppe und verfolgen sie mit den Augen. Wenn Sie dies eine Weile gemacht haben, sagen Sie nun Ihrem Kind, es soll Ihre Puppe verfolgen, und Sie verfolgen die Bewegungen der Fingerpuppe Ihres Kindes. Der Kopf darf bei dieser Übung nicht bewegt werden. Tauschen Sie sich nach dem Üben aus.

Ab dem ***7. Lebensjahr*** kann man mit Kindern bereits Augenübungen für Erwachsene durchführen. Wichtig ist nur, dass Sie Ihr Kind dabei nicht allein lassen. Es geht hierbei nicht um Kontrolle, sondern darum, dem Kind zu zeigen, dass Sie für es da sind und dass Ihnen die Augen Ihres Kindes wichtig sind. Es ist oft herausfordernd, in der alltäglichen Hektik Kinder, Beruf und Haushalt unter einen Hut zu bringen. Schnell werden die Kinder dann vor Fernseher oder Computer geparkt oder durch ein Überangebot an sportlichen und musischen Kursen extrem gefordert. Natürlich ist dies wichtig für Kinder, doch bitte im richtigen Maß. Kinder brauchen auch Auszeiten, nehmen Sie sich also Zeit für Ihr Kind, und gestalten Sie die Übungen je nach seinem Alter. Aus den Augenübungen für Erwachsene eignen sich besonders die folgenden.

Palmieren

Das Kind darf bei dieser Übung sitzen oder liegen. Im Sitzen werden die Ellbogen auf dem Tisch (am besten einem Kindertisch) abgestützt. Ihr Kind macht Ihnen die folgenden Schritte nach. Reiben Sie Ihre Hände so lange gegeneinander, bis sie angenehm warm sind. Legen Sie die Finger übereinander und die Handballen so auf die Augen, dass sie den Oberkiefer berühren und alles Licht abgeschirmt wird. Die Hände bilden Höhlen für die Augen und liegen nicht auf ihnen auf. Ihr Kind darf die Augen schließen, und Sie können ihm während des Palmierens eine kurze Geschichte vorlesen, damit es ihm nicht langweilig wird. Sie können auch sagen, dass die Augen z. B. Bären sind und jetzt in ihre Höhle gehen, um dort Winterschlaf zu halten. Nachdem Sie Ihre Geschichte zu Ende erzählt oder vorgelesen haben, soll das Kind mit geschlossenen Augen die Hände ganz behutsam vom Gesicht lösen. Nach einer Weile darf es mit sanften Blinzelbewegungen die Augen wieder öffnen. Fragen Sie Ihr Kind, wie es ihm geht.

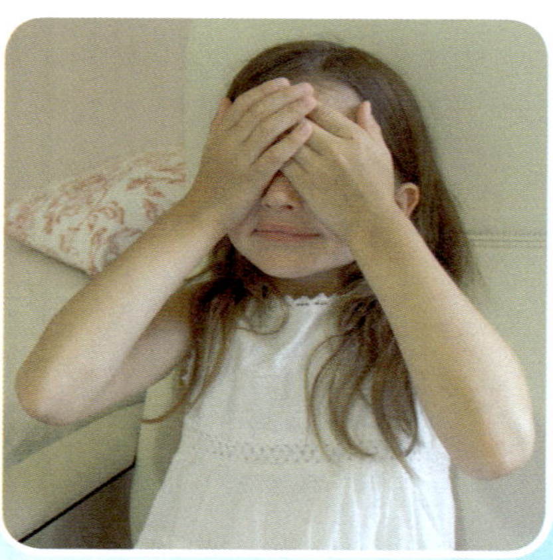

Nasenpinsel

Diese Übung wird bei Erwachsenen mit einem gedachten Pinsel durchgeführt. Mit Kindern mache ich es häufig so, dass ich ihnen wirklich einen Pinsel in die Hand gebe. Alternativ können Sie auch eine bunte Feder benutzen, das hat den Vorteil, dass man den Blick »weicher« macht. Malen Sie nun mit Ihrem Kind die Welt bunt an. Malen Sie gedanklich Gegenstände in der Ferne und in der Nähe bunt aus, indem Sie sie sanft und fließend umzeichnen. Der Kopf und die Augen werden dabei mitbewegt.

Figuren auf der Schnur schieben

Für diese Übung benötigen Sie eine Schnur und Figuren, die Sie daraufschieben können. Im Spielzeugladen habe ich ein Set entdeckt, das eigentlich zum Basteln einer Kette für Kleinkinder gedacht ist, sich aber bestens für die Akkommodationsübung eignet. Lassen Sie Ihr Kind eine Figur einfädeln, und halten Sie ein Ende der Schnur fest. Ein Auge sollte bei dieser Übung durch eine Augenklappe oder ein Augenpflaster abgedeckt werden.

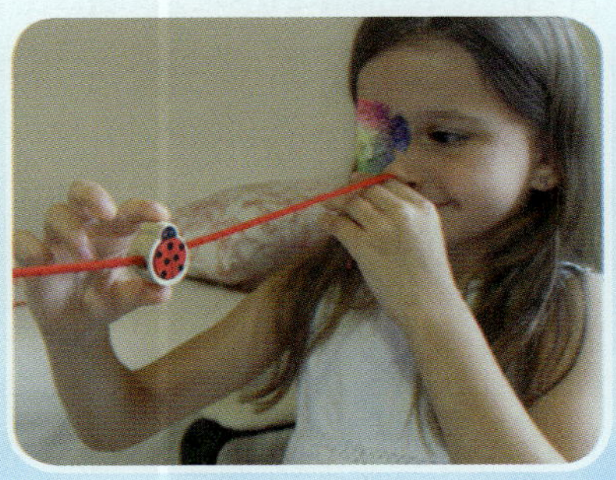

Ihr Kind hält das andere Ende der Schnur an die Nase und schiebt nun mit einer Hand die Figur von Armeslänge auf die Nase zu. Danach wird die Figur wieder weggeschoben, soweit der Arm Ihres Kindes reicht. Dabei soll es die Figur mit dem Auge verfolgen. Wenn das Kind schon älter ist, animieren Sie es, mit der Atmung mitzugehen: Bei Kurzsichtigkeit atmet Ihr Kind beim Schieben der Figur von der Nähe in die Ferne aus und von der Ferne in die Nähe ein. Bei Weit- oder Normalsichtigkeit atmet es von der Ferne in die Nähe aus und von der Nähe in die Ferne ein. Nach einer Weile kann das Kind die Augen schließen, eventuell palmieren und anschließend die Übung mit dem anderen Auge wiederholen.

Sonnübung

Suchen Sie sich gemeinsam mit Ihrem Kind einen Platz in der Sonne, und setzen Sie sich auf einen Stuhl oder eine Bank. Ihr Kind darf nun die Augen schließen. (Bitte achten Sie immer darauf, dass diese Übung nur mit geschlossenen Augen durchgeführt wird!) Ihr Kind darf sich nun vorstellen, dass es einen Pinsel auf der Nase hat. Sie können ihm auch einen echten Pinsel geben, damit es sich das besser vorstellen kann. Nun streckt es die Nasenspitze mit geschlossenen Augen zur Sonne und malt die Sonne mit dem Pinsel aus. Dazu soll es den Kopf ein paar Mal von links nach rechts wenden, nach einer Weile dann von oben nach unten und schließlich die Sonne umkreisen. Schließlich kommt es mit dem Kopf wieder in die Mitte. Nehmen Sie Ihrem Kind den Pinsel ab, die Augen bleiben weiterhin geschlossen, und lassen Sie es sich ganz langsam umdrehen, bis sich die Sonne im Rücken befindet. Nun soll es genauso lange palmieren.

Leiten Sie Ihr Kind hierbei wieder an. Wenn Ihr Kind die Augen wieder behutsam geöffnet hat, sprechen Sie mit ihm. Wie nimmt es jetzt die Farben in der Natur war? Erkennt es einen Unterschied? Sieht Ihr Kind ein wenig klarer? Hat es beim Palmieren eine oder mehrere Farben gesehen? Wenn ja, können Sie ihm erklären, dass die Augen aus dem Sonnenlicht die Gegenfarbe aufgenommen haben. Die Wahrnehmung kann jedes Mal anders sein.

gesehene Farbe	*aus dem Sonnenlicht aufgenommene Farbe*
Blau	Gelb
Lila	Gelbgrün
Grün	Rot
Türkis	Orange
Rot	Grün
Schwarz	alle Farben gleichmäßig (weißes Licht)

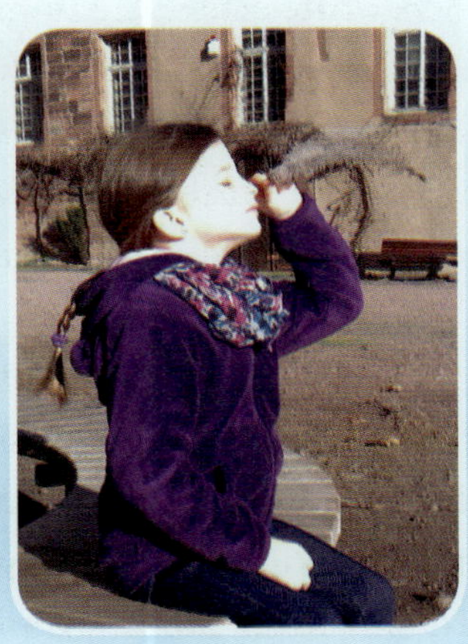

Kopfklopfmassage

Setzen Sie sich bequem hin, und entspannen Sie sich. Mit den Fingerkuppen beider Hände klopfen Sie jetzt Zentimeter für Zentimeter Ihren kompletten Kopf ab. Ihr Kind macht Ihnen diese Bewegungen einfach nach. Beginnen Sie am Hinterkopf. Verweilen Sie hier einige Zeit, und wandern Sie dann allmählich nach oben, bis Sie an den Scheitel gelangen. Klopfen Sie nun Ihre Stirn und die Schläfen ab. Klopfen Sie über die Wangen zum Kiefer, auch oberhalb und unterhalb Ihrer Lippen. Atmen Sie dabei ruhig und gleichmäßig ein und aus. Klopfen Sie nun noch 3 Mal um die Ohren herum. Jetzt streichen Sie mit den Handflächen über Ihr Gesicht und streifen die gelöste Anspannung ab.

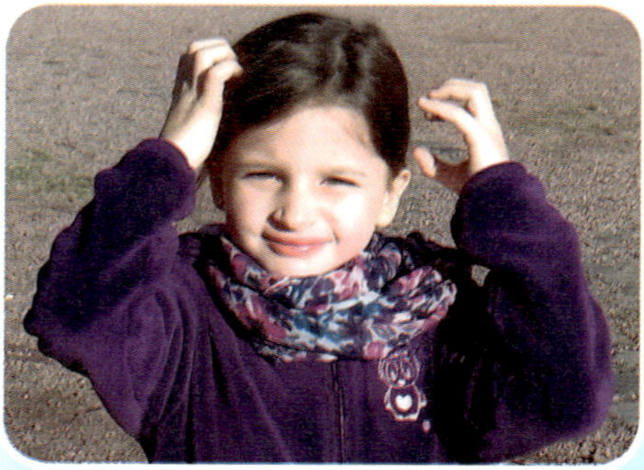

Augenklopfmassage

Auch die Augenklopfmassage machen Sie Ihrem Kind vor. Klopfen Sie sanft mit mehreren Fingerkuppen rings um Ihre Augen herum. Beginnen Sie an der Nasenwurzel, klopfen Sie entlang den Augenbrauen nach außen, weiter zur Schläfenregion, zum Wangenbereich unter den Augen und zurück über die Nasenwurzel zu den Augenbrauen. Lassen Sie Ihre Hände dabei ganz locker. Atmen Sie die Anspannung, die sich durch das Klopfen löst, in tiefen Atemzügen aus. Gähnen Sie zum Abschluss herzhaft.

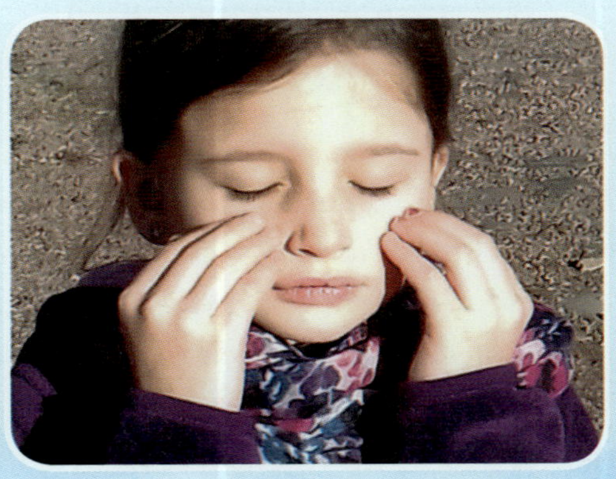

Gefühle der Augen malen

Legen Sie Ihrem Kind Papier und Stifte oder Wachsmalkreiden und einen Handspiegel bereit. Lesen Sie ihm nun folgenden Text ganz langsam vor.

Liebe/-r … *(Name Ihres Kindes),*
atme einmal ganz tief ein und wieder aus.
Nimm jetzt den Spiegel in die Hand, und schaue dir dein Gesicht an.
Lächle dich liebevoll an.

Schaue dir jetzt in die Augen.

Frage dein rechtes Auge, wie es sich fühlt. Sei ganz leise, dann kannst du es gut hören.

Geht es deinem rechten Auge gut? Wie fühlt es sich gerade? Möchte es dir etwas sagen? Braucht es irgendetwas? Höre deinem Auge gut zu.

(Pause)

Bedanke dich bei deinem Auge, dass es dir jeden Tag so schöne Bilder und Farben zeigt. Jetzt darfst du den Spiegel beiseitelegen. Schließe beide Augen kurz, und streichle sanft über die geschlossenen Lider. Öffne nun die Augen wieder. Du darfst jetzt dein Auge malen und die Gefühle und Botschaften aufschreiben.

Wiederholen Sie die komplette Übung auf gleiche Weise mit dem linken Auge. Besprechen Sie im Anschluss das Gemalte mit Ihrem Kind. Schreiben Sie das Datum auf das Bild, und wiederholen Sie diese Übung nach ca. einem halben Jahr.

12-Sekunden-Übung

Stellen Sie sich Ihrem Kind gegenüber. Es soll Ihnen wieder alles nachmachen. Ihre Füße stehen etwa hüftbreit auseinander, Ihre Knie bleiben locker. Atmen Sie ein paar Mal tief durch. Öffnen Sie Ihren Mund leicht, damit der Kiefer locker bleibt und sich Verspannungen im Kieferbereich lösen können. Beginnen Sie nun, mit Ihrem ganzen Körper aus den Knien heraus auf- und abzuwippen. Während des Wippens lassen Sie beide ein lautes »Waaaaaaaaaaaaaaaa« aus Ihrem

Bauch kommen. Das Tönen unterstützt die Lösung von Blockaden in Ihren Muskeln. Wippen Sie weiter, und neigen Sie Ihren Kopf nun nach rechts, so weit wie möglich zur Schulter. Bleiben Sie für etwa 12 Sekunden in dieser Position. Geben Sie weiter den Ton von sich. Neigen Sie Ihren Kopf zur linken Seite, und wippen und tönen Sie für weitere 12 Sekunden in dieser Position. Bringen Sie Ihren Kopf mit dem ganzen Körper weiter wippend zurück in die Mitte. Jetzt dürfen Sie das Wippen und Tönen beenden. Stellen Sie sich vor, Sie seien ein Schwan, und richten Sie Ihren Hals gerade auf. Machen Sie ihn ganz lang. In dieser Position bringen Sie nun Ihre Kinnspitze in Richtung Brust und wippen erneut 12 Sekunden lang. Beenden Sie die Übung, indem Sie Arme und Beine durchstrecken und anschließend ausschütteln.

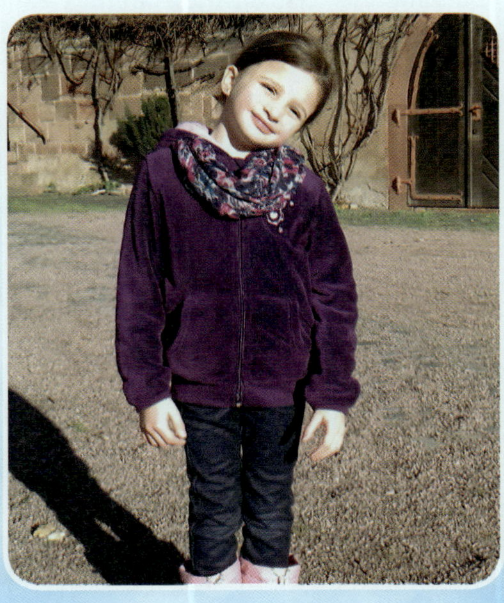

Kerzenübung

Stellen Sie im Abstand von etwa 80 cm eine angezündete Kerze vor sich und Ihr Kind hin. Lassen Sie Ihr Kind mit dieser Übung niemals alleine! Ihr Kind darf Ihnen die Übung wieder nachmachen:

Atmen Sie tief ein und aus. Halten Sie einen Finger in ca. 30 cm Abstand vor Ihren Augen in der Fluchtlinie zur Kerze. Fragen Sie Ihr Kind, was es wahrnimmt, wenn es auf die Kerze schaut, und nehmen Sie bewusst wahr, was Sie sehen, während Sie auf die Kerze blicken. Ihren Finger sollten Sie dabei doppelt sehen. Nach einer Weile sagen Sie Ihrem Kind, es soll nun den Blick auf seinen Finger legen. Fragen Sie Ihr Kind, was es sieht. Es sollte nun die Kerze doppelt sehen. Ihr Kind darf nun mit dem Blick ein paar Mal zwischen Kerze und Zeigefinger hin und her wechseln.

Lassen Sie Ihrem Kind viel Zeit für diese Übung. Palmieren Sie im Anschluss mit ihm.

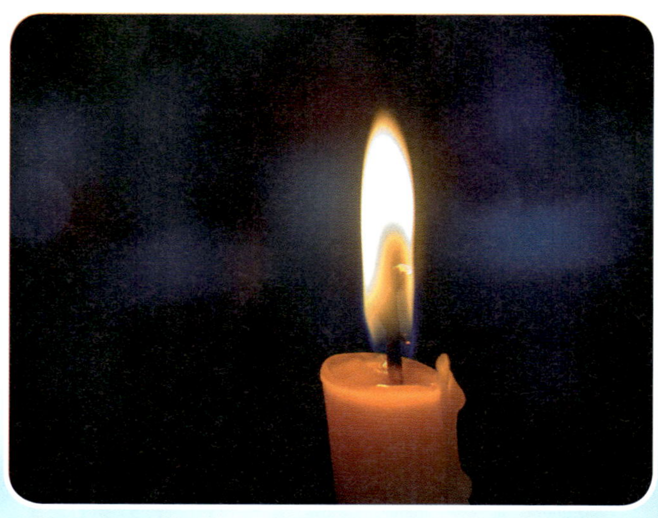

Chinesische Akupressur (ab 4 – 5 Jahre)

Das Bild zeigt die Akupressurpunkte unserer Augen. Zeigen Sie Ihrem Kind diese Punkte, und massieren Sie beide die Punkte der Reihe nach durch. Verweilen Sie bei jedem Punkt etwa eine halbe Minuten. Kreisen Sie an beiden Augen gleichzeitig mit einem Zeigefinger an jeder Stelle mit sanftem Druck. Um besseren Druck aufzubauen, ist es für Kinder ratsam, diese Übung an einem Tisch zu machen und die Ellbogen abzustützen. Sie können den Kopf in die Hände sinken lassen, während sie mit dem Finger kreisen.

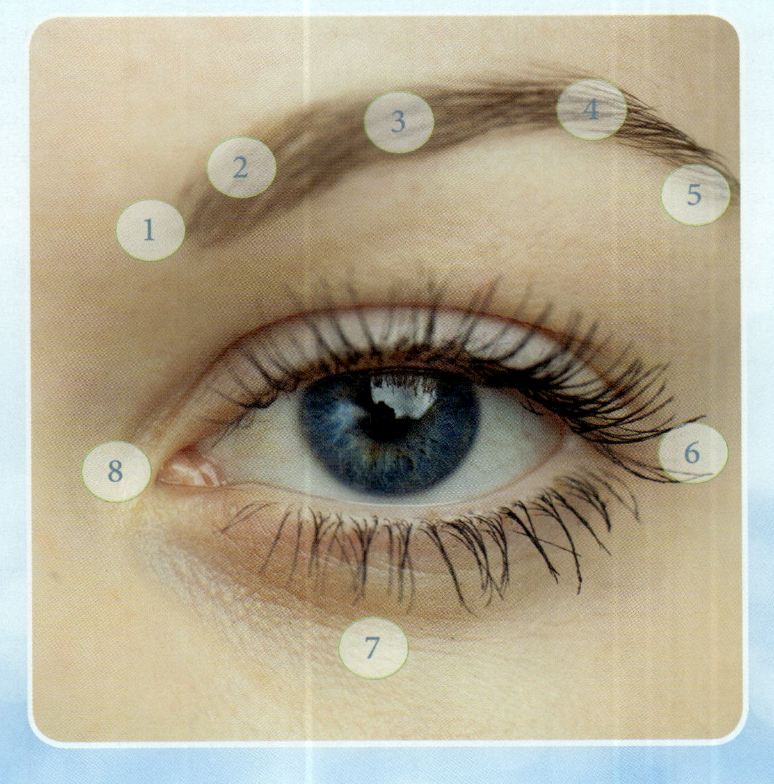

Langes Schwingen

Auch diese Übung machen Sie mit Ihrem Kind gemeinsam. Stellen Sie sich bequem und locker hin. Ihre Füße stehen schulterbreit auseinander, die Schultern sind entspannt, der Kopf ist gerade. Sie spüren in den Füßen die Verbindung zum Boden. Atmen Sie ein paar Mal tiefer ein als gewöhnlich, dann normal weiter. Suchen Sie sich einen Punkt hinter Ihnen auf Augenhöhe aus, den Sie nach einer Drehung um Ihre Längsachse fixieren können. Helfen Sie Ihrem Kind dabei, einen geeigneten Punkt hierfür zu finden. Stellen Sie sich mit dem Rücken zu diesem Punkt hin. Drehen Sie nun Ihren Oberkörper nach hinten, bis Sie dieses Objekt sehen. Beginnen Sie, langsam zu schwingen: Ihr Oberkörper dreht sich nach rechts, der rechte Fuß bleibt am Boden, die Ferse des linken Fußes hebt sich leicht an. Anschließend schwingen Sie auf die gleiche Weise nach links. Gleiten Sie mit Ihrem Blick über Ihre Umgebung hinweg. Schwingen Sie auf jeder Seite so weit nach hinten, dass Sie jedes Mal zu Ihrem ausgesuchten Anhaltspunkt schauen können. Versuchen Sie, mit Ihrem Kind im selben Rhythmus zu schwingen. Korrigieren Sie es behutsam und freundlich, wenn es die Übung nicht gleich versteht.

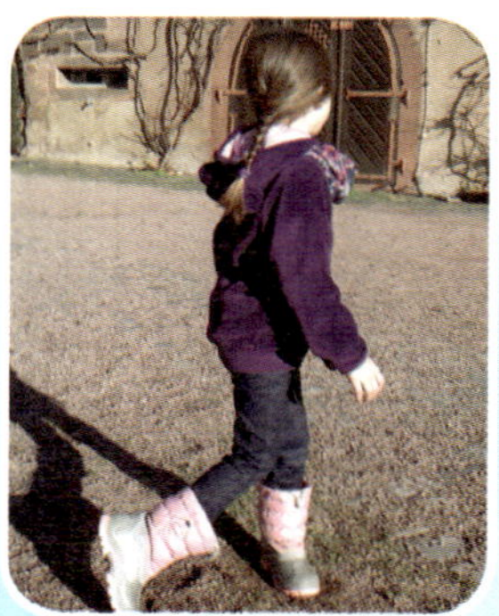

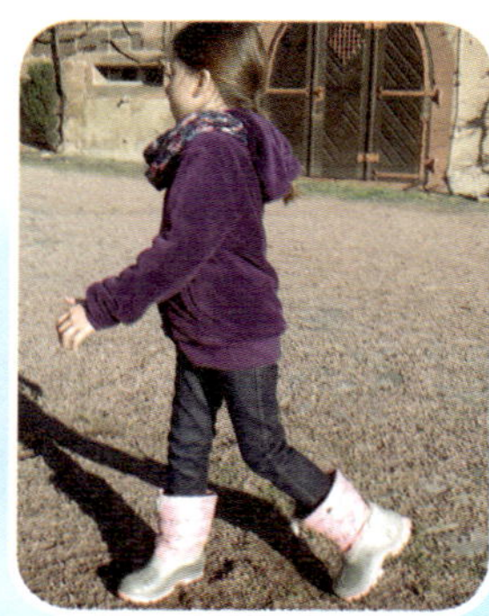

Die Eule

Bei dieser Übung stehen Sie Ihrem Kind wieder gegenüber und machen die Übung komplett mit, damit es weiß, was zu tun ist. Führen Sie Ihre rechte Hand über Ihre Brust zur linken Schulter, und greifen Sie fest in die Schultermuskulatur. Stützen Sie Ihre rechte Hand mit der linken, um Verspannungen durch diese Armhaltung zu vermeiden. Helfen Sie Ihrem Kind, wenn es nicht genau weiß, wohin es greifen soll. Drehen Sie nun beide ganz langsam Ihren Kopf so weit nach links, wie es Ihnen möglich ist. Verweilen Sie dort kurz, und drehen Sie Ihren Kopf ganz langsam und sanft so weit nach rechts, wie es Ihnen möglich ist. Atmen Sie dabei bewusst und tief. Kommen Sie dann mit Ihrem Kopf zur Mitte zurück. Führen Sie anschließend Ihre linke Hand über Ihre Brust zur rechten Schulter, und greifen Sie fest in die verspannte Schultermuskulatur. Stützen Sie Ihre linke Hand mit der rechten. Drehen Sie Ihren Kopf nun nach rechts, danach nach links und dann wieder zurück zur Mitte. Nachdem sich Ihr Kind nun angesehen hat, wie die Übung geht, wiederholen Sie sie gemeinsam 2–3 Mal in jede Richtung. Bleiben Sie dabei im Rhythmus Ihres Kindes.

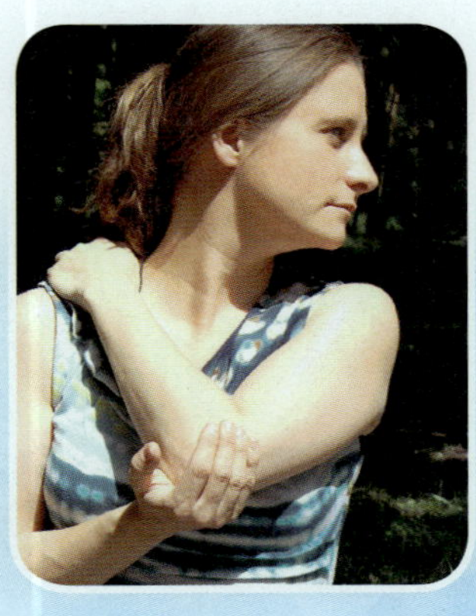

Fusionsübung mit der Perlenschnur

Für diese Übung basteln Sie vorab eine Perlenschnur. Sie benötigen eine ca. 2 Meter lange Schnur sowie 3–5 farbige Holzkugeln mit Löchern. Fädeln Sie die farbigen Kugeln auf die Schnur. Am besten üben Sie im Sitzen. Nun halten Sie und Ihr Kind die Schnur jeweils an einem Ende fest und bringen das Schnurende auf Ihre Nasenhöhe. Verteilen Sie die Kugeln in unterschiedlichen Entfernungen vor dem Auge des Kindes, und spannen Sie die Schnur. Beide Augen bleiben bei dieser Übung geöffnet. Fordern Sie nun Ihr Kind auf, auf die mittlere Kugel zu blicken. Fragen Sie Ihr Kind, was es wahrnimmt. Wie oft sieht es die mittlere Kugel? Wie viele Kugeln nehmen Sie wahr? Wie viele Kugeln sieht Ihr Kind vor der mittleren Kugel, während es sich auf die mittlere Kugel konzentriert? Wie viele Kugeln nimmt es hinter der mittleren Kugel wahr, ohne den Blick zu verändern? Wie viele Schnüre sieht Ihr Kind? Wo teilt sich die Schnur? Danach richtet das Kind den Blick auf die entfernteste Kugel. Stellen Sie die gleichen Fragen wie zuvor. Danach richtet Ihr Kind den Blick auf die ihm nächste Kugel, und Sie stellen die Fragen erneut.

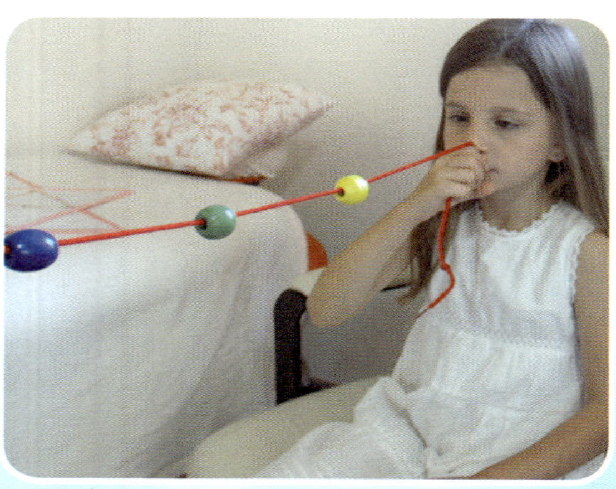

Das Kind sollte immer die Kugel, die gerade betrachtet wird, einfach sehen, die beiden anderen Kugeln doppelt. Die Schnur sollte sich in der angeblickten Kugel teilen. Abweichungen von dieser Sichtweise deuten auf eine Disharmonie von Vergenz und Akkommodation hin oder sind ein Hinweis, dass ein Auge sich zeitweise abschaltet oder gar nicht aktiv am Sehvorgang beteiligt ist. Auch Schielstellungen und Heterophorien können durch diese Übung erkannt und reduziert werden.

Langläufer

Bei dieser Übung stehen Sie aufrecht, Ihr Kind steht Ihnen gegenüber, die Füße hüftbreit und fest am Boden. Die Knie sind ganz leicht gebeugt, die Arme durchgestreckt. Nun wird der rechte Arm nach vorne gestreckt und der linke Arm gleichzeitig nach hinten. Pendeln Sie nun gegengleich 100 Mal pro Seite mit den Armen vor und zurück. Diese Übung stärkt die Augen- und Ohrenenergie und verschaltet beide Gehirnhälften.

Zauberrohr

Diese Übung lieben Kinder besonders. Rollen Sie ein DIN-A4-Blatt längs zu einem Rohr zusammen, sodass Ihr Kind mit einem Auge gut hindurchschauen kann. Sie können auch die Papprolle aus dem Küchenkrepp verwenden. Ihr Kind hält das Rohr vor ein Auge und schaut auf ein vorher ausgewähltes Objekt. Das andere Auge deckt es mit der Hand ab, es bleibt aber geöffnet. Das Kind muss ca. 30 Sekunden durch das Rohr schauen, sodass sich sein Gehirn das Bild gut einprägen kann. Dabei sollte es ganz entspannt atmen. Nun fährt es mit der Hand, die sein Auge abdeckt, entlang der Papierrolle langsam an deren Ende. Die offene Handfläche zeigt zum Gesicht. Mit dem anderen Auge schaut Ihr Kind weiter durch das Rohr. Was sieht Ihr Kind? Am besten probieren Sie die Übung zuvor einmal selbst aus.

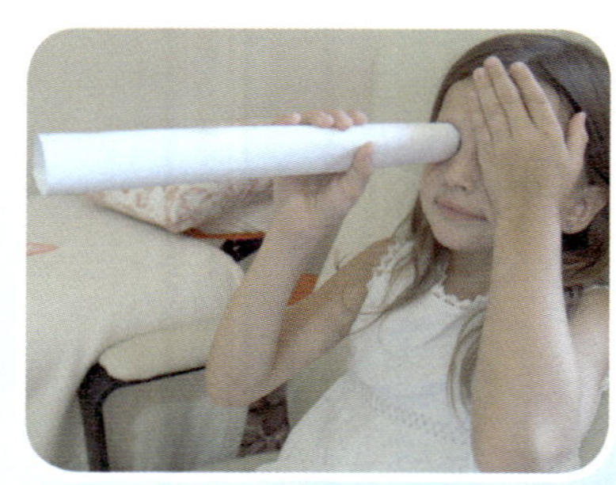

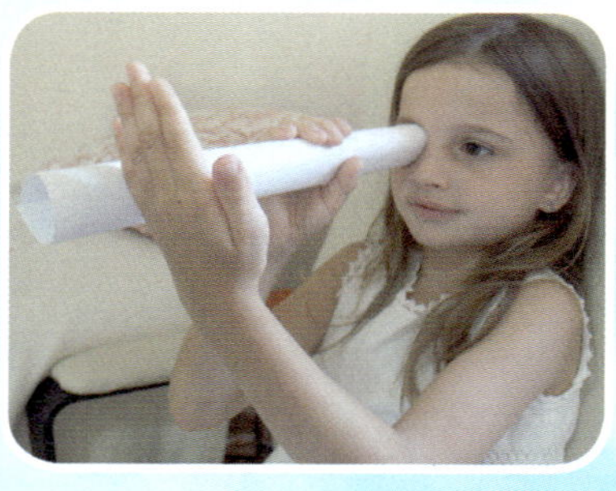

Switching-Übung

Diese Übung sollten Sie Ihrem Kind zuerst vormachen und dann mit ihm gemeinsam durchführen. Gegebenenfalls müssen Sie ihm bei den Handpositionen helfen. Für die erste Position reiben Sie mit Daumen, Zeigefinger und Mittelfinger einer Hand quer unter dem Schlüsselbein entlang über den Nierenpunkt 27 des Nierenmeridians. Mit der anderen Hand reiben Sie gleichzeitig quer über Ihren Bauchnabel. Reiben Sie ca. 30 Sekunden lang, und wechseln Sie danach die Hände. Für die zweite Fingerposition reiben Sie mit Zeige- und Mittelfinger oberhalb Ihrer Ober- und unterhalb Ihrer Unterlippe. Mit der anderen Hand reiben Sie gleichzeitig quer über den Bauchnabel. Nach ca. 30 Sekunden wechseln Sie die Hände.

Für die dritte Handposition reiben Sie auf Höhe Ihres Steißbeins auf und ab, mit der anderen Hand reiben Sie waagerecht über den Bauchnabel. Nach ca. 30 Sekunden wechseln Sie die Hände.

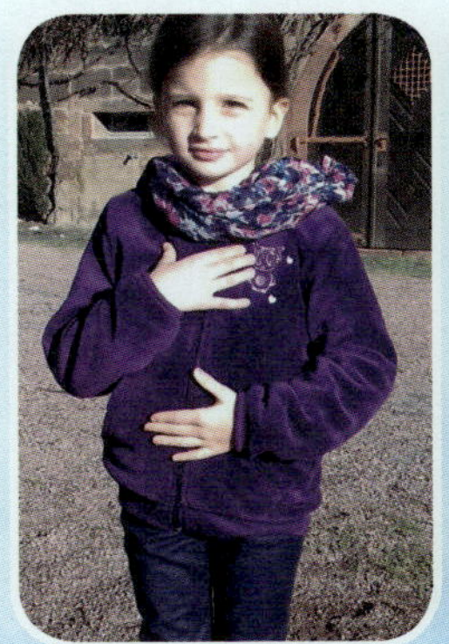

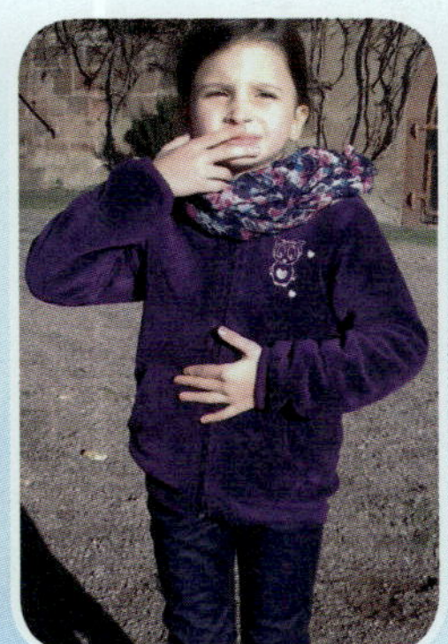

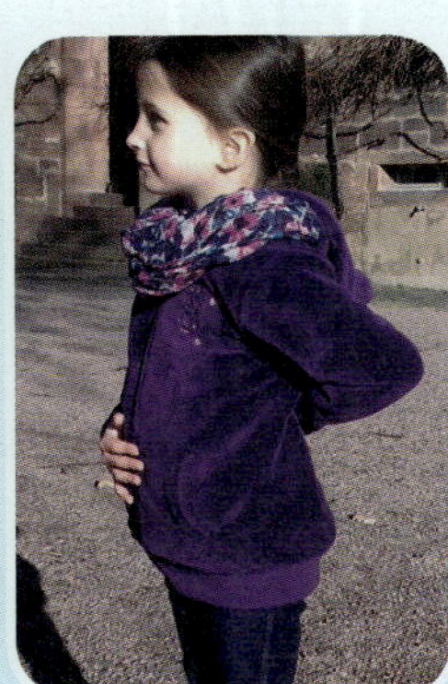

Mitteübung

Ihr Kind soll sich gerade, aber bequem hinstellen. Die Knie sind weich, die Augen geschlossen. Das Kind legt die Hände übereinander auf die Körpermitte, etwa auf Höhe des Bauchnabels. Sagen Sie nun ganz langsam die folgenden Worte zu Ihrem Kind. Kinder sind noch viel achtsamer als viele Erwachsene, lassen Sie ihm daher genügend Zeit bei dieser Übung.

Liebe/-r … *(Name Ihres Kindes),*

atme ein paar Mal ganz tief ein und aus.
Stelle dir nun vor, du bist ein großer alter Baum.

Aus deinen Füßen wachsen nun Wurzeln bis tief in die Erde hinein. Du hast wunderbaren Halt. Spüre die Verbindung zur Erde. Die Erde möchte dir Energie schenken. Nimm diese Energie mit deinen Füßen auf, und bringe sie mit jedem Atemzug in die Mitte deines Körpers, wo deine Hände liegen.

Jetzt spürst du allmählich in deine Baumkrone hinein. Spüre, wie sie sich sanft im Wind wiegt. Sonnenlicht scheint auf deine Blätter. Deine Äste ragen weit in den Himmel hinein. Hier ist alles leicht und friedlich. Bringe diese Leichtigkeit mit jedem Atemzug in die Mitte deines Körpers. Dort vermischt sich diese Energie mit den kräftigen Energien der Erde. So stehst du standfest da. Kein Sturm kann dich erschüttern.

Du bist jetzt in deiner Mitte. Erinnere dich immer daran, wie du dich jetzt fühlst: stark und gleichzeitig frei. Wenn du nun in der Schule oder zu Hause unsicher wirst, dann denke immer daran: Du bist standhaft wie ein Baum. Atme noch ein paar Mal tief ein und aus, und wenn du so weit bist, dann komme jetzt wieder sanft zurück, und erinnere dich immer wieder an diese Situation.

Besprechen Sie nun mit Ihrem Kind, wie es sich angefühlt hat, ein Baum zu sein. Überlegen Sie gemeinsam, wo es Situationen im Leben gibt, in denen es sich nicht gut oder stark fühlt. Regen Sie Ihr Kind dazu an, sich in genau diesen Situationen wieder vorzustellen, dass es ein Baum ist. Wiederholen Sie die Übung regelmäßig mit Ihrem Kind, damit es sich im Alltag stark fühlen kann. Vor allem sensible und häufig auch kurzsichtige Kinder brauchen diese Übung.

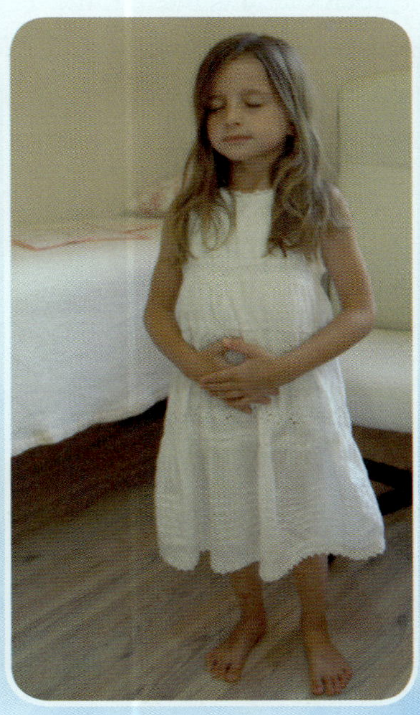

Daumenübung

Machen Sie Ihrem Kind die folgende Übung zunächst vor. Strecken Sie Ihre Arme nach vorne aus, und halten Sie Ihre beiden Daumen parallel zueinander nach oben, etwa in einem Abstand von 3 cm. Fixieren Sie zunächst ein Objekt dahinter, das zwischen den beiden Daumen sichtbar ist. Nach einer Weile sollte ein dritter Daumen erscheinen, der mittig vor den anderen beiden Daumen schwebt.
Blicken Sie anschließend auf einen Punkt vor Ihren Händen. Auch dabei sollte ein dritter Daumen erscheinen, der hinter den anderen beiden Daumen zu schweben scheint. Bei Kurzsichtigen kann der Fixpunkt in der Ferne schwerer fallen, bei Weitsichtigen der in der Nähe. Falls es Ihrem Kind nicht gelingt, einen Punkt vor seinen Daumen zu fixieren, können Sie auch die folgende Grafik verwenden. Es soll seinen Daumen mittig in einigem Abstand vor die beiden Smileys halten und ihn fixieren. Nun müsste ein dritter Smiley erscheinen.

Tuch und Ball

Sie und Ihr Kind bekommen beide ein Stofftuch in die eine Hand. Stellen Sie sich einander gegenüber. Mit dem Arm machen sie kreisende Bewegungen aus der Schulter heraus und schwingen damit das Tuch. Jetzt werfen Sie Ihrem Kind mit der anderen Hand einen Ball zu. Während Sie immer weiter die Tücher schwingen, spielen Sie sich mit der anderen Hand gegenseitig den Ball zu. Nach einer Weile können Sie die Seiten wechseln und mit dem anderen Arm schwingen. Wenn das gut gelingt, probieren Sie die Übung auf einem Bein stehend. Dies ist allerdings erst etwas für Kinder ab ca. 12 Jahren.

Klatschspiele

Sicherlich kennen Sie aus Ihrer Kindheit noch das Spiel »Bei Müllers hat's gebrannt«. Diese Art der Klatschspiele fördert die Vernetzung beider Gehirnhälften und ist enorm wichtig für Kinder und ihre gesunde Sehentwicklung. Die Auge-Hand-Koordination und die Konzentration werden gefördert, und die neuen Verschaltungen im Gehirn kommen dem dreidimensionalen Sehen zugute. Nebenbei lernt das Kind schnelleres Sprechen, weil die Mundmotorik trainiert wird. Leider sind Klatschspiele immer weniger bekannt. Wir Eltern vergessen solche einfachen, aber wichtigen Freizeitbeschäftigungen manchmal.
Für das folgende Spiel stehen sich zwei Kinder gegenüber. Der Text wird in Silben gesprochen, dabei wird rhythmisch geklatscht. Ich habe den Text so zerlegt, dass Sie ihn gleich mitklatschen können.

Rot	in die eigenen Hände klatschen
Grün	rechte Hand klatscht in die rechte Hand des Mitspielers
Lila	linke Hand klatscht in die linke Hand des Mitspielers
Blau	die beiden Spieler klatschen mit beiden Händen gegenseitig in die Hände, ohne die Arme dabei zu überkreuzen.
Orange	auf die eigenen Oberschenkel klatschen
Gelb	Arme nach oben strecken

Drei He-xen flie-gen durch die Nacht,
als es auf ein-mal ganz laut kracht.
Die drei sehn sich ver-wun-dert an,
da geht's auch schon berg-ab – oh Mann!
Ihr Be-sen-stiel hat sich ent-zweit und auf dem Bo-den ganz ver-teilt.
Das ist zwar nicht so an-ge-nehm, doch für die He-xen kein Pro-blem,
denn mit dem richt-'gen Zau-ber-spruch
klebt sich ein je-der Be-sen-bruch:
E-ne me-ne eins, zwei, drei – flieg hoch Kar-tof-fel-brei!

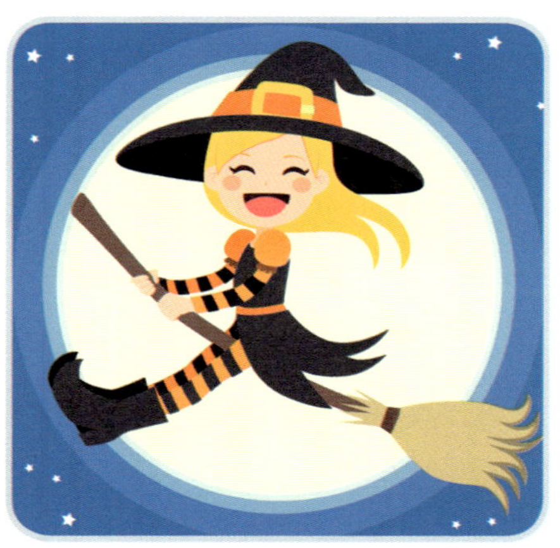

Augenklappe

Das Tragen einer Augenklappe ist sinnvoll, wenn ein Auge besser sieht als das andere, die Brillenwerte beider Augen unterschiedlich sind oder ein Auge aus der Sehrichtung abweicht. Auch, wenn die Eindrücke eines Auges teilweise oder ganz vom Gehirn unterdrückt werden, hilft die Augenklappe. Gewöhnen Sie Ihr Kind spielerisch an das Tragen, indem Sie z. B. Pirat spielen oder es mit seinen Lieblingsspielen ablenken. Die Augenklappe sollte 1–2 Mal täglich für jeweils 10–20 Minuten auf dem »stärkeren« Auge getragen werden. Das regt das Gehirn dazu an, auch das »schwächere« Auge am Sehprozess zu beteiligen. Oft wird nur das bessere Bild verarbeitet und das andere vom Gehirn unterdrückt. Die Augenklappe hilft, beide Bilder zu verarbeiten, und fördert dadurch das räumliche Sehen. Auch viele Augenübungen lassen sich zusätzlich mit Augenklappe durchführen.

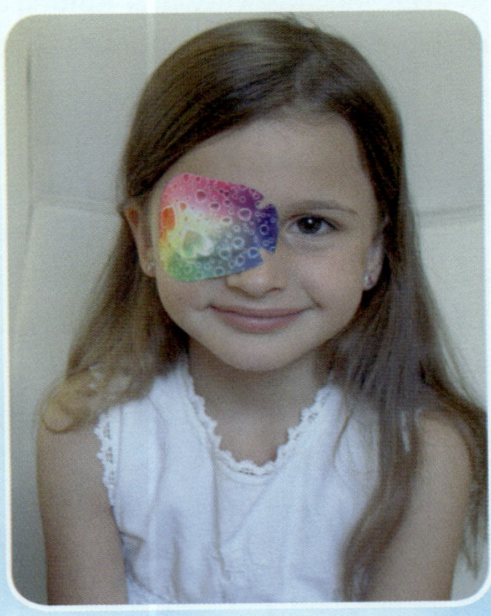

Peripheres Sehen

Alles, was wir seitlich wahrnehmen, wird peripheres Sehen genannt. Dieses ist bei Kindern noch eingeschränkt. Deshalb sehen sie auch im Straßenverkehr von der Seite herannahende Gefahren viel zu spät und müssen den Kopf weit drehen, um nach rechts und nach links zu schauen, wenn sie eine Straße überqueren. Das seitliche Gesichtsfeld weitet sich noch bis zum 21. Lebensjahr. Sie können dies bei Ihrem Kind fördern, indem Sie ihm Gegenstände ab und zu seitlich anreichen. Mit der Zeit lernt das Kind dadurch, die Aufmerksamkeit auch an die Seiten des Gesichtsfeldes zu lenken und Bewegungen dort schneller wahrzunehmen.

Kamera-Klick-Übung

Jeder Mensch hat seine eigene Sichtweise, nimmt die Welt anders wahr. Mit dieser Übung lernen Ihr Kind und Sie, die Welt mit anderen Augen zu sehen. Diese Übung lässt sich besonders gut in der Natur durchführen, z. B. auf einer Wiese oder einem Spielplatz. Es sollten dort keine Autos fahren, die die Übung stören könnten.

Zunächst ist das Kind die Kamera, und Sie sind der Fotograf. Jetzt schließt Ihr Kind die Augen oder Sie verbinden sie ihm, und Sie führen es durch die Natur. Suchen Sie sich ein Objekt aus, das Ihnen gefällt, z. B. den Ast eines Baumes, eine Blume, eine Wolke. Positionieren Sie Ihr Kind so, dass es das Objekt gut sehen kann, dann sagen Sie »Kamera: klick«. Dabei macht das Kind ganz schnell die Augen auf und wieder zu bzw. nehmen Sie ihm kurz die Binde ab. Dann darf es Ihnen beschreiben, was es gesehen hat. Anschließend kann es die Augen öffnen, und Sie erzählen Ihrem Kind, was Sie dort sehen. Danach tauschen Sie die Rollen.

Farbübungen zum Ausgleich von Emotionen

Es ist völlig normal, dass wir nicht jeden Tag gut drauf sind. Sie kennen das selbst: Es gibt Tage, da fühlt man sich traurig, zornig, wütend, leer. Unseren Kindern geht es auch so. Nur erwarten wir von ihnen, dass sie immer brav und artig sind und ständig lachen. Bloß nicht weinen, bloß nicht schreien – was könnten da Nachbarn, Erzieher, Lehrer, Freunde von uns Eltern denken? Dass wir das Kind nicht im Griff haben? Wenn wir unsere Kinder nun ermahnen, dass sie dies und das nicht zeigen dürfen, verschwindet dadurch keinesfalls das Gefühl, das sie gerade durchleben. Es wird einfach nur unterdrückt. Doch unterdrückte Gefühle manifestieren sich in den Muskeln und führen unter anderem zu Fehlsichtigkeiten.

Tendenziell kann man sagen, dass kurzsichtige Kinder eher ängstlich sind und wenig Urvertrauen besitzen, weitsichtige Kinder oft voller Aggressionen, Zorn und Hass stecken. (Wenn Sie sich näher mit den Ursachen hinter Fehlsichtigkeiten beschäftigen möchten, empfehle ich Ihnen mein Buch »Die Botschaft der Augen«.)

Legen Sie mit Ihrem Kind ein Gefühlsbuch an. Es darf zu jedem Gefühl, das Ihnen einfällt, ein Gesicht malen, das dieses ausdrückt. Hier ein paar Anregungen für Emotionen:

- glücklich
- traurig
- wütend
- stark
- ängstlich
- mutig

Die Bilder mit dem jeweiligen Gefühl heften sie zusammen und können dann mit Ihrem Kind täglich schauen, wie es ihm geht. Je nachdem, welches Gefühl auftritt, können Sie dann zum Ausgleich eine Farbübung mit Ihrem Kind durchführen. Hierfür benötigen Sie farbiges Papier.

Suchen Sie mit Ihrem Kind die passende Farbe aus. Während Ihr Kind das Tonpapier in die Hand nimmt, reiben Sie sein Sehzentrum am Hinterkopf (auf Höhe der Augen) ganz sanft mit den Fingerspitzen. Dadurch kann sich das Kind beruhigen und entspannen, denn es merkt, dass Sie sich um es kümmern, und es nimmt die jeweilige Farbe besser auf. Zusätzlich können Sie auch einen Smiley auf die jeweilige Farbe malen. Denn das Betrachten eines Smileys wirkt sich stärkend auf die Thymusdrüse aus und fördert eine positive Stimmung.

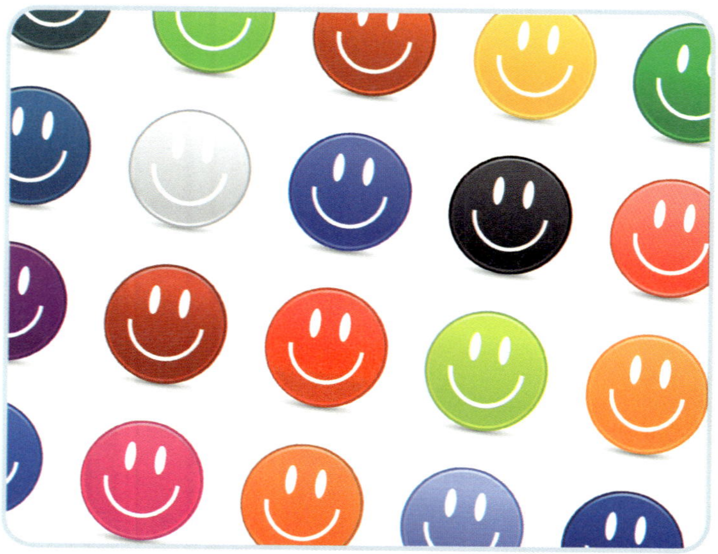

Die Farben haben unterschiedliche Auswirkungen auf den Körper:

- ***Rot*** steht für Lebensenergie und Kraft. Durch das Betrachten der Farbe Rot werden die fünf Sinne angeregt.
- ***Orange*** wirkt stimmungsaufhellend, löst Ängste und Anspannungen auf und lockert die verkrampfte Augenmuskulatur.
- ***Gelb*** regt den Lymphfluss an und wirkt über Blut und Lymphflüssigkeit zusätzlich entgiftend. Außerdem hilft Gelb, gelähmte Nerven und Augenmuskeln zu stimulieren.
- ***Lindgrün*** regt unseren Körper zum Entgiften an. Gleichzeitig wird der Stoffwechsel angeregt, und Nährstoffe können besser vom Körper aufgenommen werden. Auch Giftstoffe, die sich im Auge eingelagert haben, werden sanft ausgeschieden.
- ***Grün*** gilt als allgemeine Heilfarbe. Sie wirkt beruhigend auf das Gehirn und auf die Augen.
- ***Türkis*** hilft bei Spannungen sowie bei Schmerzen von Kopf und Augen, da das Betrachten sich stark beruhigend auswirkt.
- ***Blau*** zu betrachten wirkt sich beruhigend und entspannend auf den Körper und auf die Muskeln aus.
- ***Lila*** beruhigt die Nerven und ist hilfreich bei überaktiven Augenmuskeln. Außerdem hilft es schüchternen Kindern, aus sich herauszukommen. Auch bei Eifersucht auf Geschwisterkinder ist diese Farbe ratsam.

Reflexzonenmassage für die Augen

Wenn Sie ätherische Öle verwenden, achten Sie bitte darauf, dass diese hochwertig sind. In Billigölen sind viele toxische Substanzen enthalten, die dem Körper nicht guttun. Nicht alle Öle sind für Kinder geeignet. Zwei Öle, die sich positiv auf die Sehkraft auswirken, sind aber definitiv auch schon bei sehr kleinen Kindern unbedenklich anwendbar: Zypressenöl und Weihrauchöl. Gerade bei Babys empfiehlt es sich dennoch, das ätherische Öl mit einem Trägeröl zu vermischen, z. B. Mandelöl.

An den Füßen liegen die Reflexzonen für die Augen auf dem zweiten und dem dritten Zeh, an den Händen an der Wurzel von Zeige- und Mittelfinger. Massieren Sie bei Ihrem Kind täglich die Reflexzonen an Händen und Füßen mit Öl, am besten vor dem Schlafengehen. Dies wirkt natürlich nicht nur bei Kindern, sondern auch bei Erwachsenen.

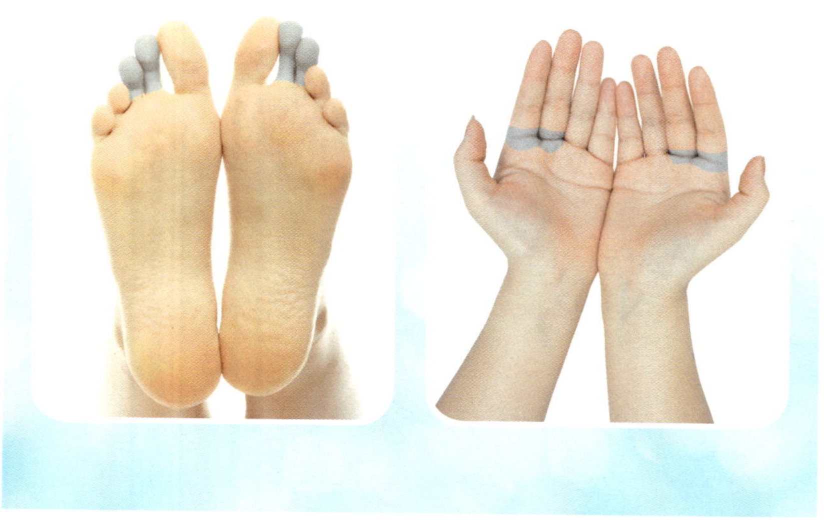

- ***Zypressenöl*** wirkt sich stärkend auf die Entwicklung der Netzhaut aus. Es hilft folglich gut bei einem herabgesetzten Visus (einer Amblyopie).
- ***Weihrauchöl*** wird bei allen Fehlsichtigkeiten verwendet, um klarer zu sehen.

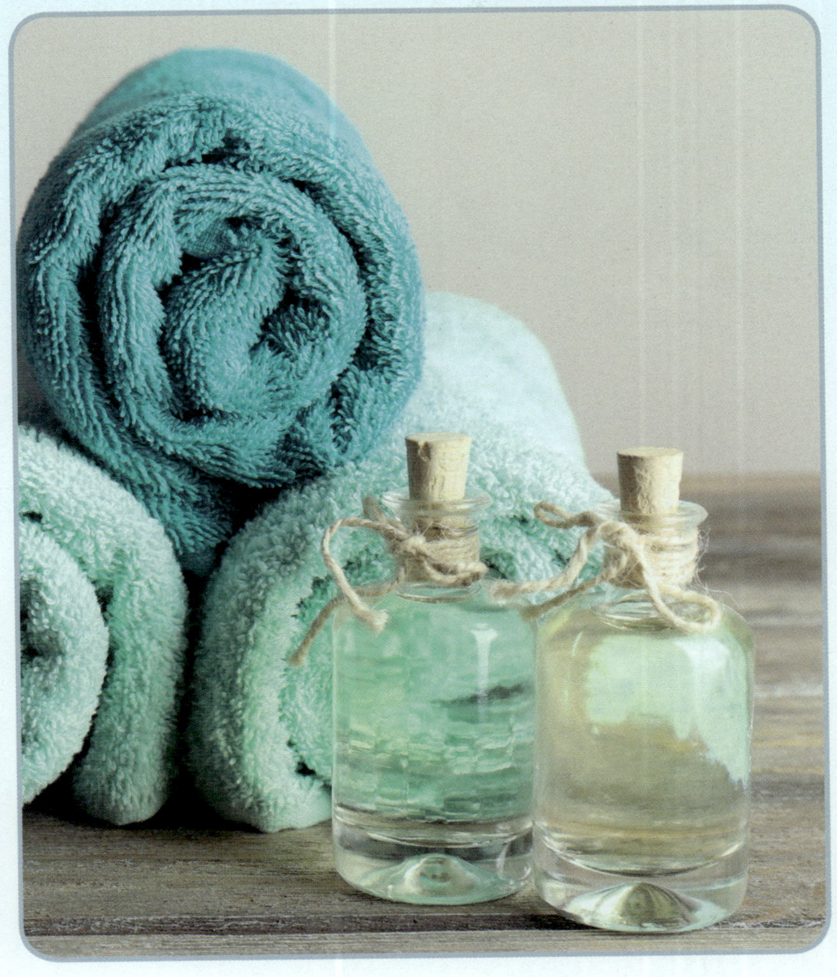

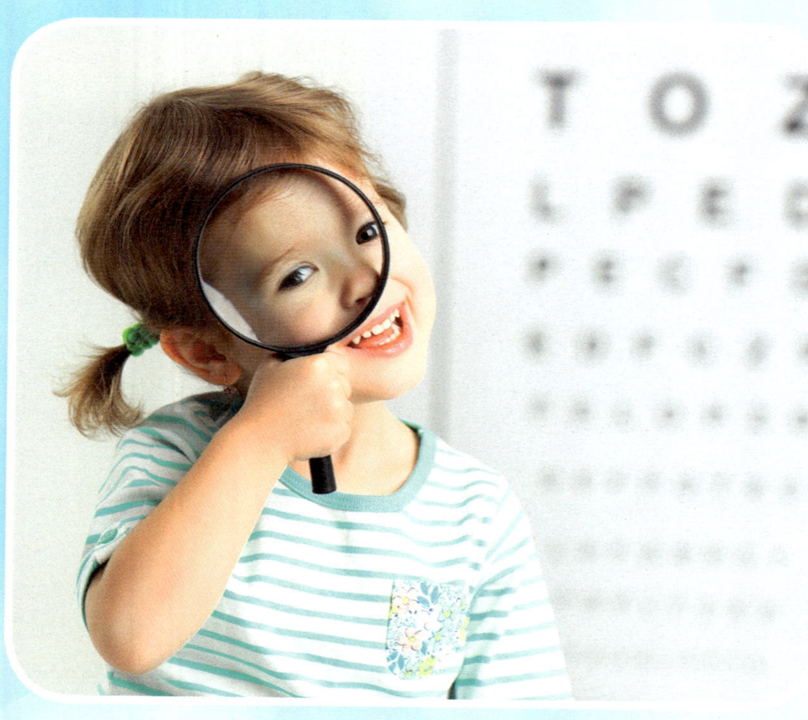
T O Z
L P E D

Weiterer Verlauf der Sehentwicklung

Wenn Kinder zu früh eingeschult werden, fehlt ihnen oft noch die soziale Kompetenz, weshalb sie sich leichter ablenken lassen. Bedenken Sie dies bitte gründlich, wenn es darum geht, wann Ihr Kind in die Schule kommt. Alle emotionalen Belastungen in der Schulzeit können zu einer Fehlsichtigkeit führen. Beobachten Sie Ihr Kind nach der Einschulung: Verhält es sich plötzlich anders, zieht es sich zurück oder entwickelt es andere auffällige Verhaltensänderungen, kann dies der Beginn einer Fehlsichtigkeit sein, die immer einen emotionalen Hintergrund hat. Auch Unkonzentriertheit und Zusammenkneifen der Augen oder brennende und tränende Augen sind möglicherweise Hinweise auf eine sich bildende Fehlsichtigkeit.
Das räumliche Sehen ist erst ab dem ***14. Lebensjahr*** voll ausgereift. Ein Großteil des Sehprozesses findet im Sehzentrum des Gehirns statt. Deswegen muss das Sehen erst gelernt werden, denn auch das Gehirn ist in den ersten sechs Lebensjahren noch nicht vollständig entwickelt. Bis zum Alter von 14 Jahren wird die Augensteuerung ausgebildet. Die Kinder können die Augen so gut steuern, dass das beidäugige Sehen stabil ist. Die Augen sind jetzt vollständig ausgewachsen.

Oft hört man, die in der Pubertät häufig auftretende Kurzsichtigkeit, die rapide und drastisch ansteigen kann, rühre daher, dass das Auge noch wächst. Das ist falsch! Die Ursachen für solch einen drastischen Anstieg der Kurzsichtigkeit liegen in zwei Bereichen:
1. Durch den enormen Leistungsdruck, dem Teenager ausgesetzt sind, kommt es zu einer Anspannung der Muskulatur. Auf der Suche

nach Anerkennung in der Familie und in der Gesellschaft überfordern sich kurzsichtig veranlagte Kinder schnell mit ihren Aufgaben. Sie wollen durch gute Leistungen und Perfektionismus den Mangel an Wertschätzung durch das soziale Umfeld ausgleichen. Doch infolge der hohen Anspannung verhärten die äußeren Augenmuskeln, die kräftig und im Verhältnis zum Auge sehr dick sind – etwa so breit wie ein Finger. Dadurch wird das Auge in die Länge gezogen: 1 mm Längenzunahme entspricht 3 Dioptrien Kurzsichtigkeit.
2. Durch permanentes Schauen in die Nähe verspannt sich der innere Augenmuskel. Dies können Sie mithilfe eines Tests nachvollziehen: Umgreifen Sie mit einer Hand den Zeigefinger der anderen Hand, so fest es Ihnen möglich ist, und halten Sie ihn für eine halbe Minute. Lassen Sie danach den Finger wieder los, und öffnen und schließen Sie nun beide Hände gleichzeitig. Bemerken Sie den Unterschied? Genau das passiert beim Blick in Bücher und Hefte, beim Basteln, beim Spielen an Handy oder PC und beim Fernsehen. Die innere Augenmuskulatur verkrampft und kann die Augenlinse nicht mehr so gut auf die Ferne einstellen.

Im Schulunterricht werden die Kinder gezwungen, fast pausenlos in die Nähe zu schauen. Kein Wunder, dass sich die Augenmuskulatur nicht mehr entspannen kann und die Kinder an der Tafel oder in der Ferne nicht mehr klar sehen können. Nun bekommen sie in der Regel Brillen oder Kontaktlinsen. Beim Verkauf der Sehhilfen wird großer Wert darauf gelegt, dass die Kinder diese von nun an immer tragen sollen, auch in der Nähe. Angeblich verschlechtern sich die Augen, wenn die Brille nicht permanent getragen wird. Doch die Kinder können in der Nähe klar sehen, wenn sie eine Kurzsichtigkeit entwickelt haben. Benutzen sie die Brille oder Kontaktlinsen nun auch zum Schauen in der Nähe, muss sich die innere Augenmuskulatur noch mehr anstrengen. In der Folge muss meist ein halbes bis ein Jahr später schon eine stärkere Brille her. Dass es sich um einen Irrtum handelt, dass das Tragen der Brille in der Nähe wichtig sei, sieht man auch daran, dass Menschen, die das befolgen, häufig sogar noch nach dem 30. Lebensjahr immer stärkere Brillengläser benötigen, wenn das Auge längst ausgewachsen ist.

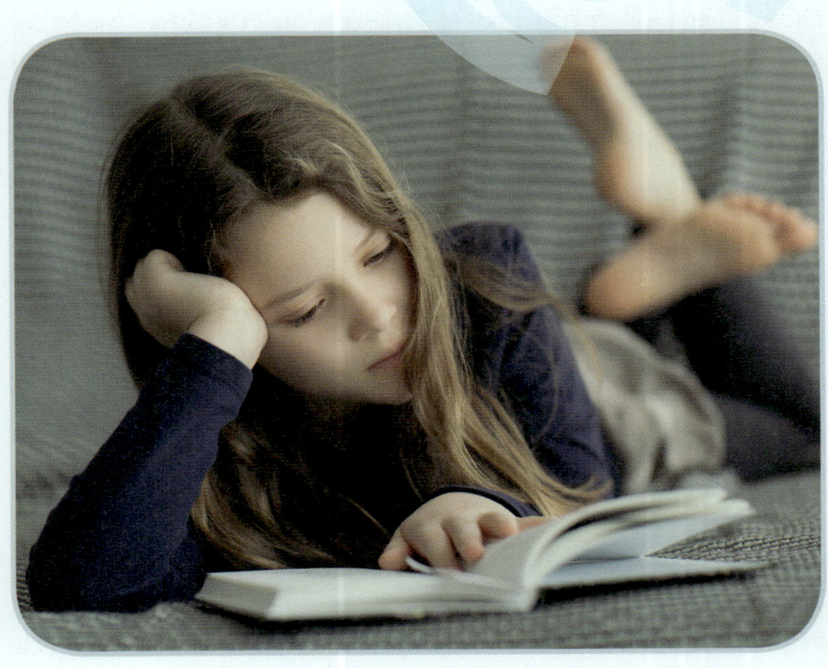

Diagnose: Fehlsichtigkeit, Amblyopie, Schielen – Was tun?

Zunächst einmal ist es wichtig, dass die Augen und deren Entwicklung regelmäßig kontrolliert werden. Leider geschieht dies unter schwierigen Bedingungen, denn die Kinder haben oftmals Angst vor dem Augenarzt oder sind schüchtern. Hinzu kommt, dass die Eltern selbst häufig befürchten, dass eine Sehschwäche festgestellt wird, vor allem, wenn sie selbst Brillenträger sind. Sie haben Sorge, dass sie Ihrem Kind die Fehlsichtigkeit vererbt haben, und fühlen sich unterbewusst »schuldig« dafür. Doch Angst und Schuldgefühl sind völlig unbegründet. Es gibt viele hochgradig kurzsichtige Personen, deren Eltern und Vorfahren gar keine Brille brauchten. Aber es gibt zahlreiche Einflüsse, die auf die Entwicklung der Augen wirken.

Die Eltern ziehen durch ihren Bewusstseinsgrad, ihre Erfahrungen und das Umfeld eine ganz bestimmte Seele an. Diese hat nun die Wahl, zu diesen Eltern, in diese Familie zu inkarnieren. Sie hat gewisse Erfahrungen in anderen Inkarnationen hinter sich und sich bestimmte Lernaufgaben vorgenommen. Sie zieht folglich ihrerseits Einflüsse und Situationen an, die sie im Leben durchwandern und an denen sie wachsen darf. Die Seele steht unter vielen Einflüssen: Die Ahnen, die Kultur, aber auch die Planetenkonstellation zum Zeitpunkt der Geburt, regionale Lebensweisen, sogar die Tiere und Pflanzen in der Landschaft, in die sie inkarniert, wirken sich aus. So, wie Gefühle und Gedanken der Eltern auf das Ungeborene wirken, ist dies auch mit dem Kollektiv. Aus dieser gesamten Konstellation entsteht die individuelle Persönlichkeit. Sind nun erbliche Veranlagungen zu einer Fehlsichtigkeit vorhanden, können viele andere Faktoren diese positiv ausgleichen.

Bereits zu Jesu Lebzeiten fanden Wunderheilungen an den Augen statt. Und erst kürzlich geschah eine solche Wunderheilung in Bulgarien. Ein kleines, blindes Mädchen wusch sich dort an einem Brunnen das Gesicht und konnte anschließend sehen.
Beim Augenarztbesuch können die Angst vor der Messung bzw. bei den Eltern vor dem Ergebnis auf das Kind einen so großen Druck aufbauen, dass es beim Sehtest plötzlich nicht mehr so gut sehen kann. Kinderaugen brauchen eine lockere und freundliche Atmosphäre, frei von Druck und Stress. Die Realität sieht jedoch meist ganz anders aus. Es ist daher sinnvoll, das Kind schon vorher mit dem Lesen von Sehprobentafeln vertraut zu machen. Am besten malen Sie eine mit Ihrem Kind zusammen – entweder mit Formen wie Herzen, Kreisen, Vierecken und Dreiecken oder auch, wenn es bereits Buchstaben kennt, mit diesen. Dann macht der Sehtest vielleicht sogar Freude. Sie können mit dem Kind üben, und beim Arzt ist es nicht mehr so ungewohnt. Was Kinder schon kennen, machen sie lieber mit. Selbst wenn sie von Haus aus erkundungsfreudig sind, sind Kinder gerade bei Ärzten in der Regel nicht so kooperativ.

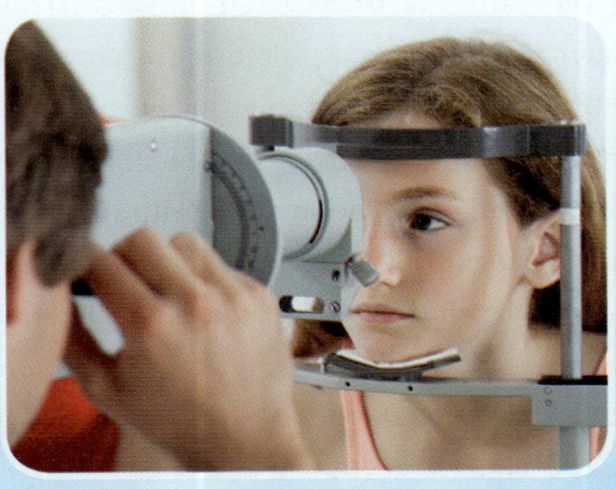

Wenn Ihr Kind nun eine Brille verordnet bekommt, überlegen Sie gründlich, wie Sie vorgehen möchten. Nicht immer ist es sinnvoll, die Brille so anfertigen zu lassen, wie es auf der Verordnung steht – aber es ist auch grundsätzlich nicht immer abzulehnen. Anhand der gemessenen Werte kann man das leider nicht erkennen. Es muss immer individuell entschieden werden, aber auf alle Fälle sollte die Verschreibung nicht einfach hingenommen werden. Durch Augentraining und Augenkinesiologie kann man gerade bei Kindern gute Erfolge erzielen. Ich möchte Ihnen hierfür fünf unterschiedliche Beispiele aus meiner Praxis schildern.

1. Antonia

Antonia kam im Alter von 14 Monaten mit ihrer Mutter in meine Praxis. Bei ihr lag eine hohe Weitsichtigkeit von mehr als 9 Dioptrien vor (rechtes Auge +9,50 dpt mit einer Hornhautverkrümmung von 1,50 dpt, linkes Auge +9,50 dpt mit einer Hornhautverkrümmung von 1,00 dpt).

Hinzu kam, dass Antonia mit beiden Augen extrem nach innen schielte. Leider habe ich damals keine Fotos gemacht, ich hätte sie gern bei ihrem erneuten Besuch bei mir vor einigen Monaten zum Vergleich genutzt. Antonia ist mittlerweile vier Jahre alt, und die letzte Messung des Augenarztes zeigte, dass sich Antonias Augen stark verbessert haben (linkes Auge +1,25 dpt, rechtes Auge +4,00 dpt. Eine Hornhautverkrümmung wurde nicht mehr festgestellt).

Äußerlich hat sich auch viel verändert bei Antonia. Von dem starken akkommodativen Schielen ist außer einem leichten Silberblick nicht mehr viel sichtbar. Antonia übt jeden Tag fleißig mit ihrer Mutter und ihrem älteren Bruder gemeinsam. Anfangs hatte Antonia nur 30 % Sehleistung – heute liegt sie bei 80 %.

Ich gebe Ihnen gern Einblicke in die verwendeten Behandlungsmethoden. Sie sind aber nicht auf jeden Fall übertragbar. Jedes Kind muss individuell betrachtet werden. Ich arbeite in meiner Augenschule mit Augenkinesiologie, d.h., ich teste individuell für jeden Einzelnen aus, was zu tun ist. Diese Methode wurde von Dr. George Goodheart entwickelt und geht davon aus, dass der Körper selbst am besten weiß, was ihn stört und was ihm hilft. Während einer Sitzung werden ihm Fragen gestellt, die er mit Muskelreaktionen, dem sogenannten Bio-Feedback, beantwortet. Antonia war anfangs einmal pro Monat in meiner Praxis, und wir testeten neben Augenübungen auch ein Farblichtprogramm aus. Zusätzlich haben wir mithilfe der Meridianklopfmassage emotionale Verletzungen aus der Schwangerschaft umgewandelt. Sie fragen sich vielleicht, wie man bei einem so kleinen Kind schon kinesiologisch testen kann. Doch ist es möglich, über eine Ersatzperson – in Antonias Fall die Mutter – zu arbeiten.

Die Meridianklopfmassage kann ein Kleinkind noch nicht durchführen, hier war also ein starkes Mitarbeiten der Eltern gefordert. Antonias Mutter hat zu jeder Zeit alle ausgetesteten Übungen für Antonia durchgeführt – bis Antonia die Übungen nun selbst machen kann. Zusätzlich haben wir diverse Bachblüten und Chakrablüten über den Muskeltest herausgefunden, die Antonia unterstützen. Auch hier kann man keine Pauschalempfehlungen geben, denn dies ist von Kind zu Kind unterschiedlich und muss immer individuell sondiert werden.

Zu den Augenbewegungsübungen, die Antonia geholfen haben, gehören unter anderem die liegende Acht und die Überkreuzbewegung sowie Krabbelspiele. Diese Übungen kann man generell empfehlen, wenn ein Kind schielt bzw. ein Auge besser ausgebildet ist als das andere.

2. Maya

Die fünfjährige Maya kam vor anderthalb Jahren in meine Praxis. Sie war insgesamt nur zwei Mal bei mir, hatte aber einen großen Erfolg. Maya schielte extrem und abwechselnd mit beiden Augen. Eine weitere Fehlsichtigkeit lag bei ihr nicht vor.

Maya war vorher schon in osteopathischer Behandlung gewesen, bei der Verspannungen und Verschiebungen im Kopfbereich reguliert worden waren. Dennoch verschwand das Schielen nicht. In meiner Praxis fand ich mit dem Muskeltest heraus, dass die Ursache für Mayas Schielen mit Bakterien im Darm verbunden war.

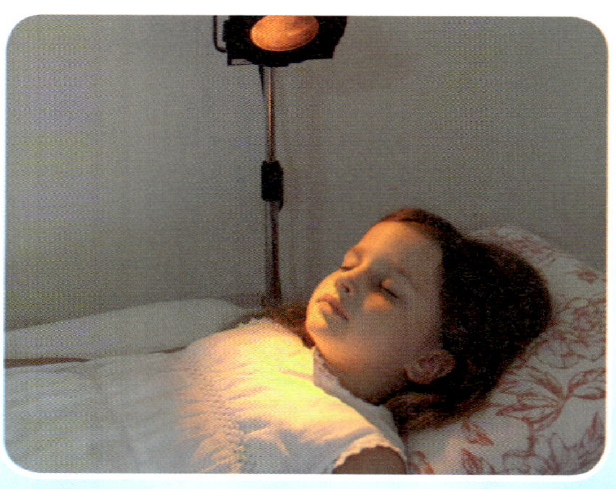

Ich arbeitete mit Maya ein Farblichtprogramm aus. Sie brauchte vorwiegend die Farben Violett, das vernichtend auf Bakterien wirkt, und Gelb, das unter anderem entgiftend auf Blut und Lymphe wirkt. Ich empfahl Mayas Eltern, sich selbst eine Farblichttherapielampe zu besorgen, und schon nach kurzer Zeit ging das Schielen zurück.

Regelmäßig berichtete mir Mayas Mutter die Behandlungserfolge per E-Mail. Nach der Behandlungszeit war das Schielen schließlich komplett verschwunden. Erst nach einem Jahr meldete sich Mayas Mutter erneut bei mir, da Maya ab und an wieder zu schielen begann.

Wir sondierten erneut und fanden heraus, dass die Ursache für das Schielen diesmal mit dem künstlichen Licht in Kaufhäusern verbunden war. Mittlerweile ist Maya wieder komplett schielfrei. Die Einnahme von Essenzen aus Chakrablüten hat ihr geholfen, dem Stress der künstlichen Lichtquellen standzuhalten.

3. Hannah

Hannah kommt jetzt in die dritte Klasse. Sie ist vor einem knappen Jahr das erste Mal bei mir gewesen – und letzte Woche war sie zum dritten Mal bei mir. Ihre Mutter hatte mich vor einem Jahr kontaktiert, weil bei Hannah festgestellt worden war, dass sie kein räumliches Sehen besitzt und ein Auge komplett abgeschaltet ist. Die Mutter machte sich starke Vorwürfe, dass diese Diagnose bislang »übersehen« worden war. Äußerlich konnte man es Hannah auch nicht ansehen, da beide Augen gleichmäßig in alle Richtungen schauten. Nach einem Jahr Üben hat Hannah nun – auch ärztlich bestätigt – räumliches Sehen entwickelt, obwohl man Hannahs Mutter zuvor Angst gemacht hatte, dass diese Entwicklungsphase vorbei gewesen sei und

Hannah niemals räumlich sehen würde. Auch die Sehleistung beider Augen ist stark angestiegen, von anfänglich knapp 60 % ohne Brille auf dem linken Auge auf heute 90 %, beim rechten Auge von 80 % auf 100 %. Bei Hannah ist es sinnvoll, zur Unterstützung der Entwicklung des Sehvermögens die Brille zu tragen, die ihr verordnet wurde. Allerdings habe ich der Mutter geraten, die Gläserstärke zu reduzieren. Hannahs Sehleistung mit Brille liegt nun über 100 %.

4. Leon (von der Mutter Sabine und Leon selbst berichtet)

Als ich 2008 erfuhr, dass mein Sohn Leon, der damals erst 2 Jahre alt war, auf dem rechten Auge über 5 Dioptrien hat, war ich völlig fassungslos. Es hieß, das sei angeboren und wahrscheinlich vererbt. Es gibt aber niemanden, von dem er die Fehlsichtigkeit geerbt haben könnte. Der Augenarzt sagte gleich, Leon werde sein Leben lang ein »Brillenkind« sein. Das Auge sei zwar gesund, aber der Sehnerv nicht aktiviert. Genau erklären konnte und wollte mir das jedoch niemand.

Ich habe dann viel recherchiert und stieß auf Augenübungen nach Bates. Meine Versuche, mit entsprechenden Therapeuten Kontakt aufzunehmen, scheiterten. Irgendwann entdeckte ich das erste Buch von Caroline, das gerade auf den Markt gekommen war. Ich nahm sofort Kontakt zu ihr auf, und im März 2012 reisten wir zu ihr. Leon fasste sofort Vertrauen zu Caroline und machte über die Jahre hinweg fleißig die Übungen, die Caroline immer wieder neu austestete.

Leon: Ich fand Caroline supernett. Die Augenübungen habe ich fleißig gemacht, obwohl es anstrengend war.

Ende 2014 gab es dann über Nacht eine deutliche Verbesserung von Leons Sehschärfe. Er merkte es selbst, da er auf einmal nicht mehr durch die Brille sehen konnte.

Leon: Als ich Mama gesagt habe, dass ich nicht mehr durch die Brille gucken kann, waren ich und Mama superglücklich.

Von da an hat er keine Brille mehr getragen (davor auch nur unregelmäßig). Er hat auch während der ganzen Zeit fast jeden Tag das linke Auge abgeklebt, aber nicht so lange, wie der Arzt es verordnet hatte. Leider beharrte der Augenarzt weiterhin auf den 5 Dioptrien und schickte uns sogar zur Uniklinik nach Münster, was uns auch nicht weiterbrachte.

Leon: In der Augenklinik in Münster haben sie sich daran gehalten, was auch der Augenarzt gesagt hat, sie haben nicht unabhängig getestet.

Für mich als Mutter war es eine sehr anstrengende Zeit, und jedes Mal, wenn wir vom Augenarzt und Optiker zurückkamen, war ich völlig frustriert und habe oft ans Aufgeben gedacht. Die haben mir immer vorgehalten, ich würde meinem Kind schaden. Caroline hat mir dann immer wieder Mut gemacht, und Leon wollte auch unbedingt, dass sein Auge gut sehen kann.

Leon: Der Augenarzt hat mich beschimpft mit »Ach, Leon, dein Auge ist aber schlecht geworden.«

Ich fand dann an meinem Wohnort einen Optiker, der sich bereit erklärte, mit Caroline und mir zusammenzuarbeiten.

Leon ist inzwischen 10, kann super sehen und trägt keine Brille mehr. Auch in der Schule ist er gut. Nach dem letzten Augenarztbesuch im August 2016 habe ich beschlossen, dort nicht mehr hinzugehen. Der Arzt machte nach wie vor den Sehtest nur mit Brille und diagnostizierte weiterhin 5 Dioptrien. Da Leon mit seiner Brille nichts sehen konnte, hat der Augenarzt ein neues Glas mit 5,25 Dioptrien verschrieben. Der Optiker hat dann einen sehr umfangreichen Sehtest durchgeführt – mit dem Ergebnis, dass Leon auf dem rechten Auge 0,5 Dioptrien hat. Leon ist überglücklich!

Leon und ich sind Caroline sehr dankbar für diese wunderbare Arbeit. Wären wir diesen langen, mühsamen Weg nicht gegangen, dann würde Leon heute eine Brille mit über 5 Dioptrien tragen und wahrscheinlich wirklich nichts sehen.

Ich möchte mit meiner Geschichte allen Müttern Mut machen, diesen Weg zu gehen, denn es lohnt sich!

Leon: Man kann es nur schaffen, wenn Mutter und Kind es wollen.

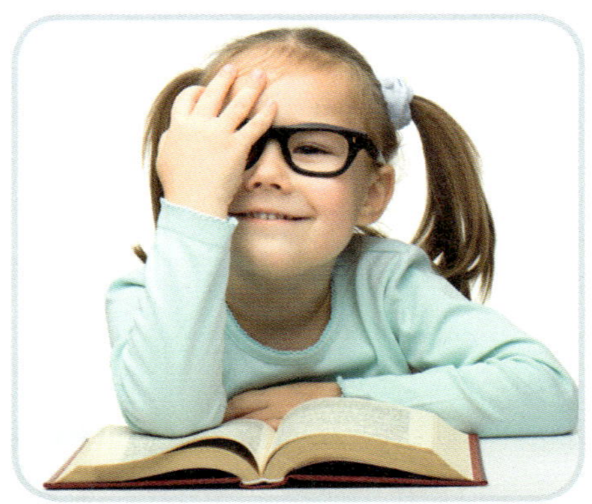

Wann braucht ein Kind eine verordnete Brille?

An den Beispielen können Sie gut erkennen, dass man nicht immer pauschal sagen kann, wann ein Kind eine Brille benötigt. Man muss das Kind in seiner Gesamtheit und auch seine Sehanforderungen betrachten. Babys z. B. kommen, wie gesagt, weitsichtig zur Welt, und dies reguliert sich von allein. Wenn Ihr Baby oder Kleinkind nun eine Brille verordnet bekommt, rate ich Ihnen davon ab, diese einfach fertigen zu lassen. Fördern Sie lieber mit den genannten Spielen das Sehvermögen von klein an. Wenn bei Ihrem Kind eine Amblyopie vorliegt, also ein oder auch beide Augen nicht richtig entwickelt sind, ist es wichtig, dass dies erkannt wird. Bleiben Sie aber entspannt. Sie haben Einfluss auf die Entwicklung der Augen und der Netzhaut Ihres Kindes. Massieren Sie täglich die entsprechenden Reflexzonen an Händen und Füßen für die Augen mit Zypressenöl oder Zitronengrasöl, dieses aber nur 1 : 1 verdünnt. Auch Wacholderbeerenöl und Weihrauchöl können bei Amblyopie eingesetzt werden, um die Sehkraft zu aktivieren.

Vermeiden Sie nach Möglichkeit, dass Ihrem Kind bei den Untersuchungen ***pupillenerweiternde Mittel*** gegeben werden. Das ist gar nicht so einfach. Ich hatte das Glück, dass ich mit meiner Tochter immer Augenärzte gefunden habe, die keine Tropfen verwendeten. Pupillenerweiternde Mittel lähmen die inneren Augenmuskeln, um zu verhindern, dass das Kind bei der Untersuchung akkommodiert, was das tatsächliche Messergebnis verfälschen würde. Allerdings ist dieses Messergebnis dann ja auch unter unnatürlichen Umständen zustande gekommen, denn im Alltag ist der Muskel nicht gelähmt. Hinzu kommt, dass Kinder bei dieser Methode in der Regel verkrampfen. Durch das Mittel wird zwar der innere Augenmuskel gelähmt, aber die äußeren Augenmuskeln nicht. Wenn diese anspannen – und das tun sie –, wird das Ergebnis schlechter ausfallen als gewöhnlich. Am Ende meiner Meisterschulzeit habe ich von meiner damaligen Schulleitung ein Seminar zum Thema »Funktionaloptometrie« als Belohnung für meinen guten Abschluss geschenkt bekommen. In der Meisterschule wurden uns sehr präzise Messmethoden für die Augen gelehrt, darunter auch die MKH (Mess- und Korrektionsmethode nach Hans-Joachim Haase). Hiermit kann man die Augen angeblich richtig und präzise vermessen. Das Wichtigste jedoch wird dabei komplett ignoriert: wie es dem Patienten bei dieser Messung geht. Diese Methode dauert sehr lange und ist nicht wirklich angenehm. Daraus resultiert, dass sich die Muskulatur anspannt, was die Messergebnisse verfälscht. Und genau dies wurde mir in dem Seminar klar: Die Seminarleiterin vermaß meine Augen. Anschließend sollte ich mich an die Wand setzen, der Rücken sollte komplett an der Wand anliegen, die Beine ausgestreckt, die Fußspitzen sollte ich anziehen. Das war eine extrem unbequeme Haltung. Nach ca. 5 Minuten vermaß sie meine Augen in dieser Position erneut. Ich hatte mich so verkrampft, dass ich 12 Prismendioptrien angenommen hatte! Demnach hätte ich extrem geschielt. Ich habe diese Methode nach meiner Meisterprüfung niemals mehr angewandt.

Ich war damals entsetzt darüber, dass wir selbst nach einer so intensiven Ausbildung noch immer nicht genau messen konnten. Es gibt keine hundertprozentig genaue Messung, weil die Sehleistung immer ein Zustand ist, abhängig vom Wohlbefinden und dem gesamten Umfeld. Die Werte können auch im Tagesverlauf schwanken. Durch Stress, Druck und Angst wird die Sehleistung immer geschwächt. Deshalb rate ich Ihnen: Sollten Ihnen die Dioptrienwerte sehr hoch erscheinen, lassen sie diese mindestens noch einmal an einem anderen Tag überprüfen. Eine gute und genaue Methode ist die Skiaskopie. Leider beherrschen diese Methode nur noch wenige Optiker. Augenärzten fehlt häufig die Zeit, diese Methode anzuwenden, da unser Krankenkassensystem so aufgebaut ist, dass Ärzte gezwungen werden, die Patienten zügig zu behandeln. Zum Skiaskopieren braucht es jedoch Zeit und Ruhe.

Wenn Ihr Kind noch vor dem 1. Geburtstag eine Brille verordnet bekommt, rate ich Ihnen davon ab. Massieren Sie stattdessen die Reflexzonen der Augen, und achten Sie darauf, dass Ihr Kind viel Tageslicht bekommt, und auf eine gesunde und vitaminreiche Ernährung, damit die Augen und die Netzhaut, die sich erst bildet, optimal versorgt werden. Machen Sie auch die beschriebenen Spiele mit Ihrem Kind. Sollte ein Auge nach dem 7. Monat von der Sehrichtung abweichen, lassen Sie sich Augenpflaster verordnen, und kleben Sie das nichtschielende Auge täglich mehrmals für 5–10 Minuten ab. Dadurch muss das schielende Auge sehen und wird sich gerade stellen. Gönnen Sie Ihrem Kind viel Bodenerfahrung, und stellen Sie es nicht im Laufstall ruhig. Man sagt zwar, dass sich die Macula bis zum ersten Geburtstag entwickelt hat, aber aus der Erfahrung heraus kann ich sagen, dass man in den ersten 6 Lebensjahren noch viel aufholen kann. Machen Sie sich also keine Sorgen, wenn Ihr Kind mit 2 oder 3 Jahren noch nicht die altersentsprechende Sehleistung besitzt. Eine Ausnahme stellt ein großer Stärkenunterschied zwischen rechtem und linkem Auge dar. Liegt dieser über 3 Dioptrien, dann sollte er zwar nicht voll, aber zum Teil mit einer Sehhilfe ausgeglichen werden, damit das Gehirn nicht ein Auge abschaltet. Es ist zwar auch später noch möglich, ein abgeschaltetes Auge wieder zu aktivieren, allerdings ist der Aufwand für einen Erwachsenen in der Regel viel höher.

Vor einigen Jahren hat in meiner Praxis ein 54-jähriger Mann an einem Seminar teilgenommen. Vor dem Seminar habe ich bei jedem Teilnehmer die Sehleistung mit und ohne Brille ausgemessen. Der Mann hatte mit Brille auf einem Auge nur 10 % Sehleistung, wie er sagte, von Geburt an. (Alle Menschen haben bei der Geburt nur 10 % Sehleistung, sein Auge hat sich aber nicht weiterentwickelt.) Nach dem Seminar hatte er auf diesem Auge 30 % Sehleistung. Wir hatten alle Tränen in den Augen, denn es war überwältigend und aus schulmedizinischer Sicht gar nicht möglich!

Was Sie Ihrem Kind auf keinen Fall geben sollten, ist eine ***Sonnenbrille!*** Kinder brauchen für die gesunde Entwicklung der Augen Tageslicht. Unsere Augen sind dafür gemacht, dass wir im Freien schauen können, dafür haben wir die Iris geschenkt bekommen. Die Regenbogenhaut besitzt Muskeln und kann sich, gerade bei Kindern, gut auf unterschiedliche Lichtverhältnisse einstellen. Wenn Kinder Sonnenbrillen tragen, verlernt der Körper, dies selbst zu regulieren. Die Netzhaut kann sich nicht richtig entwickeln, und die Augen werden noch lichtempfindlicher. Sonnenbrillen gaukeln Schutz vor, obwohl der nicht notwendig ist – zumindest, wenn Sie mit Ihrem Kind in unseren Breitengraden unterwegs sind.

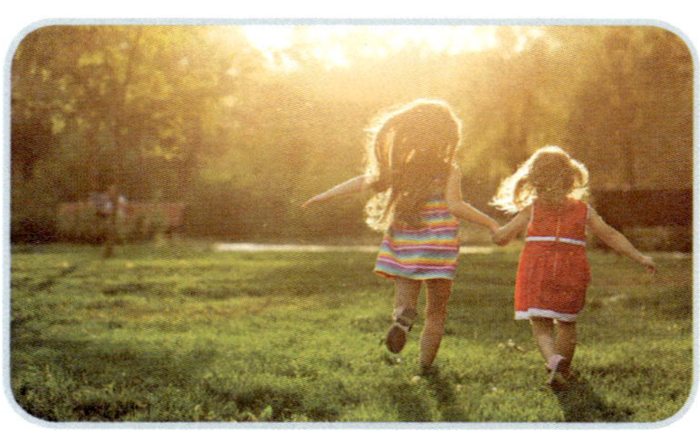

Sollten Sie eine Reise in eine Wüste, an einen Gletscher oder in eine ähnlich extreme Klimazone unternehmen, sind Sonnenbrillen natürlich sinnvoll. Aber in der Region, in der man geboren ist, braucht man sie definitiv nicht. Tiere tragen auch keine Sonnenbrillen! Und haben Sie schon einmal ein afrikanisches Baby mit Sonnenbrille gesehen? Da es in dieser Region geboren wurde, kann es auch mit den Lichtverhältnissen umgehen. Leider werden die Ängste der Eltern vor UV-Licht geschürt, und viele finden es sogar »süß« oder »cool«, wenn der Nachwuchs schon mit Sonnenbrille herumläuft. Bei Billigsonnenbrillen kommt noch hinzu, dass sie keinen UV-Schutz bieten, das Licht aber reduzieren, wodurch die Iris, die sich normalerweise zusammenzieht, um den Lichteinfall zu mindern, groß bleibt. So kann noch mehr UV-Licht ins Auge dringen. Also: Finger weg von Sonnenbrillen!

Dunkelheit ist für die Augen enorm wichtig, damit der Sehfarbstoff wieder aufgefüllt werden kann, der durch das Sehen verbraucht wird. Deshalb ist Palmieren so wichtig. Zusätzlich sollten Sie Ihr Kind immer im Dunkeln schlafen lassen. Gute-Nacht-Licht und Co. oder Schlafen bei Helligkeit wirken sich negativ auf den ganzen Körper aus. Bei den Augen fördert es die Bildung einer Kurzsichtigkeit.

Bis zum Schuleintritt entwickeln sich die Augen noch stark. In dieser Zeit ist das Potenzial also groß, positiv auf das Sehvermögen einzuwirken. Kommt Ihr Kind gut ohne Brille klar und fördern Sie es spielerisch, ganz ohne Druck, spricht nichts dagegen, sich gegen eine Sehhilfe zu entscheiden (ausgenommen davon ist, wie gesagt, ein hoher Stärkenunterschied). Ab dem Eintritt in die Schule muss Ihr Kind sowohl an der Tafel als auch im Nahbereich gut sehen können. Sollte es dabei Schwierigkeiten haben, ist es ratsam, ihm eine Brille zu geben. Aber bitte lassen Sie sich nicht davon überzeugen, dass Ihr Kind nun permanent die Brille tragen muss. Lassen Sie Ihr Kind selbst entscheiden, Kinder haben eine gute Intuition. Ihr Kind wird die Brille aufsetzen, wenn es sie braucht oder es sich ohne nicht wohlfühlt. Und wenn es sie ablegen möchte, z. B. beim Spielen und Toben, dann erlauben Sie dies. Die Augen sind ohne Brille viel beweglicher und werden durch das Schauen ohne Sehhilfe trainiert. Viele weitsichtige Kinder, die eine Brille bekommen, behalten diese dann bis ins Erwachsenenalter, weil sich die Augen daran anpassen.

Kurzsichtige Kinder sehen in der Ferne nicht so gut. Sie werden die Brille zum Schauen in die Ferne freiwillig aufsetzen, weil sie klarer sehen. Aber bitte achten Sie darauf, dass Ihr Kind die Brille nicht beim Lesen, am PC oder am Tablet trägt. Denn durch die Brillengläser müssen die Augen stärker akkommodieren – was sie auch können, aber dadurch verstärkt sich in der Regel die Kurzsichtigkeit. Vor allem junge Kurzsichtige beschäftigen sich in der Regel gern im Nahbereich. Die Augenlinse wird durch den inneren Augenmuskel, den Ziliarmuskel, dann auf Nähe eingestellt. Dieser Ringmuskel ist beim Schauen in die Nähe angespannt; wenn er sich lockert, kann sich die Linse wieder auf die Ferne einstellen. Blickt ein junger Mensch nun permanent in die Nähe, wird er in der Ferne zunehmend nicht mehr so klar sehen können. Meist wird dies dann durch eine Brille ausgeglichen, obwohl der innere Augenmuskel lediglich Entspannung bräuchte. Setzt der Kurzsichtige die Brille nun auch zum Lesen auf, muss sich der Muskel noch stärker anspannen als vorher. Nach einigen Monaten oder einem Jahr wird die Brille bereits zu schwach sein. Aus diesem Kreislauf kann man nur ausbrechen, indem man die Brille in der Nähe absetzt und zwischendurch in die Ferne schaut. Eigentlich handelt es sich nämlich gar nicht um eine Kurzsichtigkeit, sondern lediglich um eine Verspannung der inneren Augenmuskulatur, die für einen höheren Brechwert des Auges sorgt. Genauso könnte man aufhören, sich zu bewegen, wenn man Schmerzen im Rücken hat, und gleich einen Rollstuhl bestellen.

Dasselbe gilt für ***Schieloperationen*** bei Kindern. Wenn ein Kind schielt, ist mindestens ein Muskel zu stark angespannt oder gelähmt. Mit Übungen kann man einen angespannten Muskel lockern und einen geschwächten Muskel stärken. Dies ist auch bei den Augenmuskeln möglich. Bei einer Operation wird der Muskel verkürzt oder vom Auge abgetrennt und woanders angesetzt. Die Ursache ist damit aber nicht behoben. Wenn sich der Muskel weiter anspannt, schielt das Kind wieder – und dies passiert in 90 % der Fälle. Den Eltern wird Angst gemacht, dass die Augen ohne Operation niemals richtig sehen werden und das Kind nicht räumlich sehen kann. Das ist aber nur richtig, wenn Sie Ihr Kind nicht fördern. Bringen Sie hingegen die Augenmuskulatur durch Übungen, Ostheopathie etc. zum Entspannen, dann kann sich die Fehlstellung der Augen bzw. des Auges von ganz allein kompensieren. Anschließend haben Sie noch genug Zeit, das räumliche Sehvermögen durch Sehtraining zu schulen. Hierbei helfen Ihnen alle anfangs genannten Übungen für das räumliche Sehen bzw. die Koordination der beiden Gehirnhälften.

Kinder sind kreativ und wollen manchmal von sich aus eine Brille tragen – ohne dass sie wirklich eine benötigen. Dies kann verschiedene Ursachen haben. Vielleicht sehen sie Brillen bei Bezugspersonen, die sie so toll finden, dass sie diese imitieren. Meine Tochter trug mit 4 Jahren plötzlich immer die Brille aus ihrem Spielzeugarztkoffer. Dann setzte sie ihre Puppen und Stofftiere in den Kreis und spielte Morgenkreis. Es war amüsant, dabei zuzuhören, denn sie hat Sabrina, ihre Gruppenleiterin im Kindergarten, die eine Brille trägt, dabei sogar im Dialekt perfekt nachgeahmt. Irgendwann erzählte sie mir dann, sie sähe nicht so gut und brauche eine Brille. Ich habe einen Kindersehtest mit ihr gemacht – sie sah perfekt. Aber ich wusste auch, worauf sie hinauswollte. Ich gab ihr eine Optikerfassung, in die Kunststoffscheiben ohne Stärke eingebaut sind. Elina setzte sie auf – und war überglücklich. Sie meinte, jetzt sehe sie wieder alles gut. Ich musste mich wegdrehen vor Lachen. Diese Phase hat nicht lange angehalten, nach ein paar Wochen war die Brille wieder verschwunden.

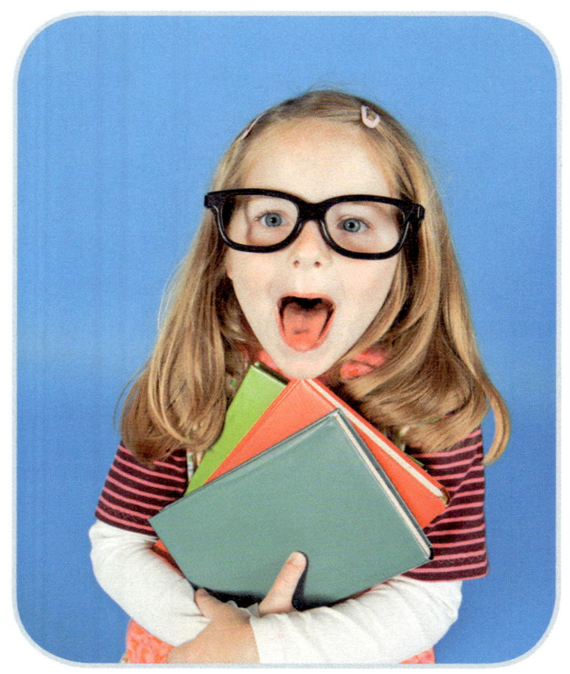

Manche Kinder schaffen es sogar, beim Sehtest plötzlich schlecht zu sehen, um eine Sehhilfe zu bekommen. Brillen sind mittlerweile dermaßen zu einem Modeaccessoire geworden, dass sogar kleine Kinder und Teenager davon fasziniert sind. Einige Kinder möchten sich hinter den Brillengläsern auch einfach nur verstecken. Sie fühlen sich geschützt durch den Rahmen und die Gläser zwischen der eigenen Persönlichkeit und der Umwelt. Gerade Kurzsichtige kompensieren häufig ein schwaches Selbstbewusstsein. Sie meinen, dass ihre Schwächen dahinter vor den Mitmenschen verborgen bleiben. In diesen Fällen kann es helfen, eine Brille ohne Stärke anfertigen zu lassen. Zumindest werden die Augen nicht durch die Brillenstärke beansprucht. Falls Sie solch einen Fall bei Ihrem Kind vermuten, versuchen Sie, durch ein Gespräch herauszufinden, warum es eine Brille »braucht«. Nehmen Sie Ihr Kind ernst, und werten sie es nicht ab, wenn es sich zum Schutz eine Brille wünscht. Helfen Sie Ihrem Kind, innerlich stark zu werden und mit Gefühlen besser umgehen zu können. Dann wird es diese Art von Schutz nicht lange benötigen. Schauen Sie auch, ob in Ihrer Familie Menschen mit Brillen als intellektueller eingestuft werden. Auch das könnte Ihr Kind dazu bewegen, sich eine Sehhilfe zu wünschen. Wenn dies der Fall ist, versuchen Sie, gemeinsam mit Ihrem Kind das Selbstwertgefühl aufzubauen. Suchen Sie sich Hilfe, wenn Sie es alleine nicht schaffen. Im eigenen Familiensystem ist man manchmal ein wenig »betriebsblind«.

Erklärung von Diagnosen und ärztlichen Verordnungen

Damit Sie überhaupt wissen, was die Verordnungen auf dem ärztlichen Attest bedeuten, möchte ich Ihnen ein paar wichtige Fachbegriffe erklären.

Amblyopie

Bei einem oder beiden Augen ist die Sehschärfe nicht voll entwickelt. Auch durch das Tragen einer Sehhilfe kann die Sehleistung dieses Auges nicht auf den »Normwert« von 100 % angehoben werden. (Allerdings ist das nach Alter zu unterscheiden, denn Kinder kommen generell mit nur 10 % Sehleistung zur Welt und haben erst ab dem 6.–7. Lebensjahr eine Sehleistung von 100 %.)

Hyperopie

Das ist der griechische Begriff für Weitsichtigkeit. Alle Kinder kommen mit einer Weitsichtigkeit von 5–7 Dioptrien zur Welt. Diese verwächst sich in den ersten 7 Lebensjahren. Liegen die Werte stark darunter oder darüber, sollte dies beobachtet werden. Kinder mit einer Weitsichtigkeit können in der Ferne durch Akkommodation scharf sehen. Dies kann allerdings manchmal bewirken, dass sie nach innen schielen, weil die Akkommodation mit Konvergenz (dem Einwärtsdrehen der Augen) verbunden ist. Diese Kinder schielen in der Regel mit beiden Augen.

Myopie

Das ist der griechische Begriff für Kurzsichtigkeit. Ein kurzsichtiges Kind sieht in der Ferne alles verschwommen, dafür im Nahbereich gut. In der Regel beschäftigen sich diese Kinder auch lieber mit Dingen in der Nähe, wodurch die innere Augenmuskulatur permanent angespannt ist. Das bewirkt, dass sich die Kurzsichtigkeit häufig schnell verstärkt. Kurzsichtige Kinder sollten Sie dazu animieren, im Freien zu spielen und in die Ferne zu schauen.

Strabismus

Das ist der griechische Begriff für das Schielen. Dabei unterscheidet man noch in Lähmungsschielen oder Begleitschielen. Bei Letzterem macht das schielende Auge zwar die Augenbewegungen mit, allerdings weicht es immer in einem bestimmten Winkel von der Sehrichtung ab. Wenn ein Kind schielt, sind besonders die Übungen zum Verbinden der beiden Gehirnhälften wichtig sowie das Abdecken eines Auges mithilfe von Augenpflastern oder Augenklappen.

Heterophorie

Das ist der griechische Begriff für das Abweichen eines Auges aus der Sehrichtung. Von außen sieht man dies allerdings nicht, es wird entweder durch Muskelkompensation oder vom Gehirn ausgeglichen. Hier helfen die gleichen Übungen wie beim Schielen. Es werden folgende Phoriearten unterschieden:

- Esophorie = Auge weicht nach innen ab
- Exophorie = Auge weicht nach außen ab
- Hyperphorie = Auge weicht nach oben ab
- Hypophorie = Auge weicht nach unten ab

Alternierendes Sehen

Die beiden Augen wechseln sich beim Sehen ab. Z. B. schaut ein Auge immer in die Ferne, das andere in die Nähe.

Visus cc

Das ist die Sehleistung des Auges mit Brille. Cc steht für »cum correctione«, was »mit Korrektur« auf Latein bedeutet. Dieser Wert ist ein Vergleichswert aller Menschen, wobei die durchschnittliche Sehleistung mit 100 % festgelegt wurde. Es gibt Menschen, die sehen überdurchschnittlich gut, andere liegen unter dem Schnitt. So kann es sein, dass jemand eine Sehleistung von 120 % oder von 80 % besitzt. Eine andere Schreibweise gibt für 100 % einen Wert von 1,0 an, für 120 % dann entprechend 1,2 und für 80 % 0,8. Dieser Wert steht meist auf der ärztlichen Verordnung.

Ist die Sehleistung herabgesetzt, helfen die Kerzenübung, die liegende Acht mit fluoreszierenden Kugeln sowie die Massage mit Zypressenöl an den Reflexzonen.

Visus sc

Das ist die Sehleistung ohne Brille oder andere Sehhilfen. Sc steht für »sine correctione«, also »ohne Korrektur«.

Winkelfehlsichtigkeit

Dies ist ein anderer Begriff für das Schielen.

Astigmatismus

Das ist der griechische Begriff für Hornhautverkrümmung.

Stereopsis
Dies ist das räumliche Wahrnehmungsvermögen.

Suppression
Ein Auge wird zeitweise vom Sehvorgang ausgeschlossen (vom Gehirn unterdrückt).

Exklusion
Ein Auge ist dauerhaft vom Sehvorgang ausgeschlossen (abgeschaltet).

Dies sind nur die wichtigsten Begriffe. Es gibt natürlich noch zahlreiche weitere, aber für eine erste Orientierung reichen diese.

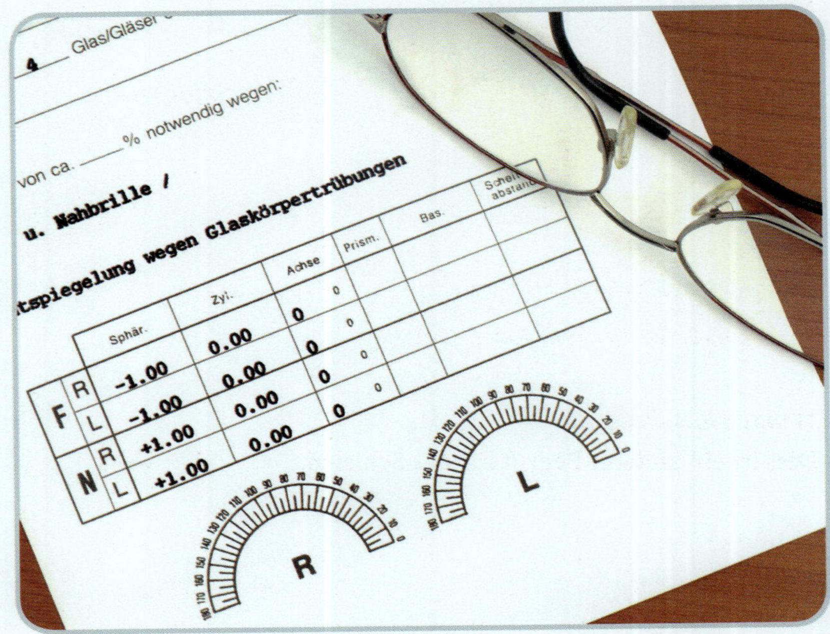

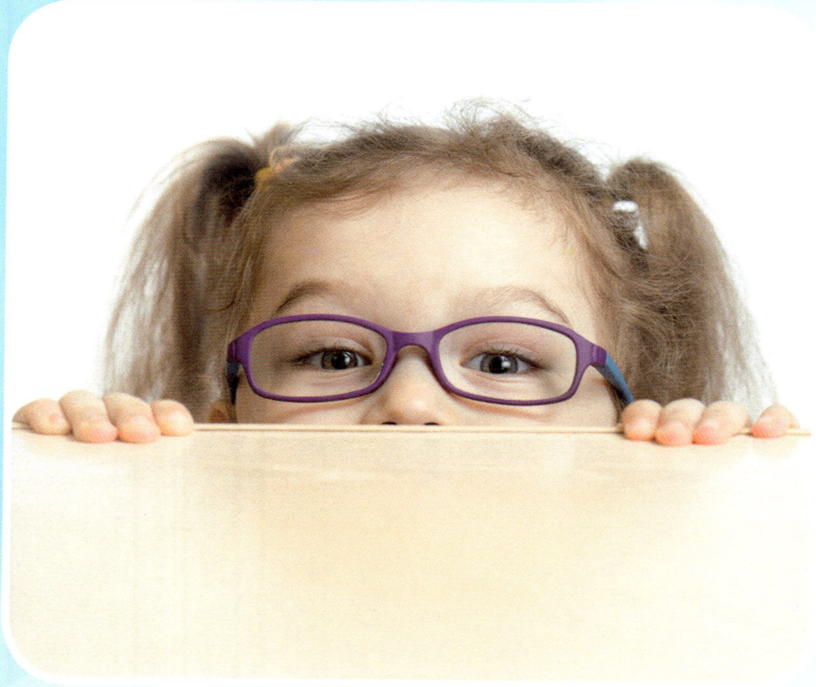

Allgemeine tipps

Vertrauen – Zutrauen – Selbstbewusstsein

Es ist für die Entwicklung enorm wichtig, dass wir unseren Kindern vermitteln, dass sie geschützt und behütet sind. Wenn sie diese Sicherheit – dieses Urvertrauen – erleben und spüren, können sie sich völlig frei entfalten. Dadurch können sich auch die Augen und das Sehen gut entwickeln.

Viele Eltern versuchen, ihre Ängste durch Technik zu kompensieren. Babys werden häufig von klein auf daran gewöhnt, im eigenen Bett zu schlafen. Dies ist völlig gegen unsere Natur. Um das schlechte Gewissen und die Sorgen um das Kind z. B. vor dem plötzlichen Kindstod zu kompensieren, wird das Kinderzimmer dann mit Überwachungstechnik ausgestattet – von Pulsmessung und Überwachung der Atmung bis zur Installation einer Kamera ist alles machbar. Aber fördert das das Vertrauen ins Leben? Glauben Sie, eine Kamera vermittelt dem Kind mehr Sicherheit als die Atmung und der Herzschlag der Eltern? Eine Berührung? Aber sogar der Kinderarzt fragt bei den Vorsorgeuntersuchungen nach, ob das Kind schon im eigenen Bett schläft. Ich halte das fast schon für einen Eingriff in das Familienleben!

Die Ernährung

Auch wenn man seine Familie gesund ernähren will, fällt dies in der heutigen Zeit nicht leicht. Einflüsse kommen vom Kindergarten, von Freunden, Großeltern, Verwandtschaft und Schule. In dieses System sind wir mit Kindern nun einmal eingebunden. Für manche Eltern ist es gang und gäbe, Süßigkeiten mit in den Kindergarten zu geben. Sie denken womöglich noch, sie seien gut für das Kind, weil sie mit ihrem Milchgehalt oder Vitaminzusatz beworben werden. Doch wenn wir uns damit auseinandersetzen, erkennen wir, dass diese Produkte fast nur Zucker sowie viele Farb- und Konservierungsstoffe enthalten. Kinder würden sich von selbst durchaus gesund ernähren, wenn die Lebensmittelindustrie dem nicht entgegenwirken würde. Das fängt mit der Werbung im Fernsehen an, die den Kindern viele ungesunde Entwicklungen in der Ernährung für gesund verkaufen will. Kinder können das nicht unterscheiden, sie glauben, was im Fernsehen gesagt wird. Weiter geht es damit, dass Kinder überall mit Gummibärchen beschenkt werden – als Belohnung. Dabei ist Zucker für die Kinder schädlich, und das nicht nur wegen der Zähne. Er hemmt die Aufnahme von Vitaminen und sorgt dafür, dass den Augen die Nährstoffe fehlen. Daraus resultiert, dass Farben und Formen schlechter erkannt werden, die Netzhaut sich nicht optimal entwickelt und dadurch die Sehleistung sinkt. Bei manchen Kindern bewirken Zucker und andere Chemikalien in verarbeiteten Lebensmitteln sogar ein Schielen. Zudem steigt durch den Zucker die Brechkraft im Auge, vor allem im Kammerwasser, was zu Kurzsichtigkeit führt. Deswegen kann man Menschen mit Diabetes die Augen schlecht vermessen. Der gemessene Wert schwankt je nach Blutzuckerspiegel um 1–3 Dioptrien. Ein hoher Süßigkeitenkonsum hat ähnliche Auswirkungen.

Für die Augen der Kinder ist es wichtig, dass diese viel Obst und Gemüse und vor allem Beeren essen. In z. B. Heidelbeeren, Aroniabeeren oder Himbeeren sind viele für die Augen wichtige Vitamine enthalten. Folgende Obst-, Gemüse- und Beerensorten sind für eine gesunde Entwicklung der Augen essenziell:

- ***Gemüse:*** Karotte, Brokkoli, Grünkohl, Spinat, Kürbis, Weißkraut, Paprika, Mais, Erbse, Kartoffel, Fenchel
- ***Obst:*** Apfel, Zitrusfrüchte, Banane, Avocado
- ***Beeren:*** Heidelbeere, Brombeere, Himbeere, Johannisbeere, Aroniabeere

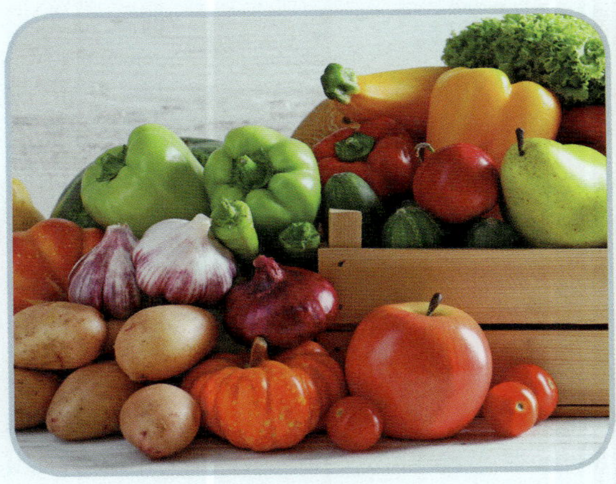

Vermeiden Sie Fertigprodukte. Diese enthalten in der Regel viele schlechte Fette sowie jede Menge Zucker. Kaufen Sie auch keine »Kinderprodukte« wie z. B. Kinderjoghurt. Diese Produkte mögen eine schöne, kindgerechte Verpackung haben, aber enthalten sind keine Nährstoffe, sondern viel Zucker, Farbstoffe und andere chemische Zusätze, die Ihrem Kind mehr schaden, als dass sie es ernähren!

Kinder geben sich auch mit stillem Wasser zufrieden, wenn man sie daran gewöhnt. Doch oft bekommen sie schon früh Limo, Cola oder Saftschorlen, die nur künstliche Zusätze enthalten. Die Kinder werden förmlich bombardiert mit Zucker oder Zuckeraustauschstoffen, die noch schädlicher sind. (Wenn Sie ein gutes Buch dazu lesen möchten, kann ich Ihnen »Die Ernährungslüge« von Hans-Ulrich Grimm empfehlen. Es ist das beste Buch, das ich je zu diesem Thema gelesen habe. Ich bin mir sicher, wenn Sie es lesen, werden Sie Ihrem Kind nie wieder Gummibärchen, Kinderjoghurt oder Derartiges kaufen.)

Zahnspangen

Häufig bekommen Kinder in der Pubertät, in der sie ohnehin eine Veränderung von Körper und Hormonen durchleben, noch eine Zahnspange verpasst. Generell bin ich nicht gegen Zahnspangen, allerdings möchte ich Ihnen die Zusammenhänge von Zahnspangen und den Augen aufzeigen. Wenn ein Teenager eine Zahnspange bekommt, dann soll diese in der Regel eine Kieferfehlsstellung sowie Zahnfehlstellungen regulieren. Dies führt dazu, dass im Kopfbereich eine enorme Spannung erzeugt wird. Diese überträgt sich über die Schädelknochen der Augenhöhle auf die Augenmuskulatur. Dadurch entstehen sowohl Kurzsichtigkeit als auch Hornhautverkrümmungen. Denken Sie darüber nach, bevor Sie Ihrem Kind eine Zahnspange geben. Ist sie wirklich notwendig? Konsultieren Sie auch einen Ostheopathen, einen ganzheitlich arbeitenden Physiotherapeuten oder jemanden, der erfolgreich Kiefermuskelentspannung nach Philip Rafferty praktiziert. Schauen Sie, welche Zähne verschoben sind und welchem Organ sie zugeordnet sind. Vielleicht sollten Sie nicht nur die Zähne, sondern den ganzen Körper des Kindes einmal von einem Heilpraktiker durchchecken lassen. Natürlich sieht es unschön aus, wenn Zähne verschoben sind, aber vielleicht lohnt es sich, den Blick ein wenig tiefer zu lenken und sich die Ursachen näher anzusehen. (Hierzu empfehle ich Ihnen das Buch »An jedem Zahn hängt immer auch ein ganzer Mensch« von Dr. Dirk Schreckenbach.)

Achten Sie auch darauf, wie sich Ihr Kind hält. Die Körperhaltung hat enorme Auswirkungen auf die Kieferstellung und diese wiederum auf die Zähne. Diese Reihe von Verkettungen beginnt im Prinzip schon bei den Füßen. Liegt ein Beckenschiefstand vor, ist in der Regel ein Bein verkürzt. Der Mensch versucht, diese Schiefstellung mit der Wirbelsäule zu kompensieren. Der Rücken verspannt sich, der Kiefer ebenso und dadurch die äußere Augenmuskulatur. Als ich etwa 17 Jahre alt war, meinte mein Vater zu mir, ich solle doch nicht so schief laufen. Nur hatte ich gar nicht das Gefühl, schief zu laufen. Bei der letzten Vorsorgeuntersuchung mit knapp 18 Jahren habe ich dann von der Ärztin erfahren, dass mein linkes Bein um 2 cm zu kurz war. Ich habe 10 Jahre lang Absatzerhöhungen am Schuh anbringen müssen, um dies auszugleichen. Als ich im Alter von 28 Jahren auf einer alternativen Gesundheitsmesse war, blieb ich an einem Stand hängen. Dort wurde erklärt, dass durch eine einmalige Aufrichtung der Wirbelsäule jede Art von Beinlängendifferenz behoben würde. Ich konnte dies zwar nicht glauben, aber ich probierte es aus. Die Behandlung habe ich intensiv wahrgenommen, und obwohl sie berührungslos war, bemerkte ich, wie es mein linkes Bein in die Länge zog. Es wurden Fotos vor und nach der Behandlung gemacht, und ich war erstaunt, denn der Längenunterschied war kaum noch zu sehen. Bis heute sind meine Beine nun gleich lang. Da mich diese Art der Behandlung so faszinierte, habe ich sie selbst erlernt. Leider ist es mittlerweile verboten, Vorher-/Nachher-Fotos zu veröffentlichen, aber ich kann jedem diese Art der energetischen Wirbelsäulenbehandlung nur empfehlen. Die Aufrichtung geschieht über die »Christusenergie«, die auf die Wirbelsäule übertragen wird. Diese Energie ist so stark, dass sich die Muskulatur entspannt und die Wirbelsäule sich aufrichten kann. Nicht immer ist es mit einer Behandlung getan, aber sie kann schon viel bewegen!

Auch eine Auseinandersetzung mit den einzelnen Wirbeln ist empfehlenswert, denn hier liegen meist Themen zugrunde, die den Menschen belastet haben und dadurch zu Verschiebungen geführt haben.

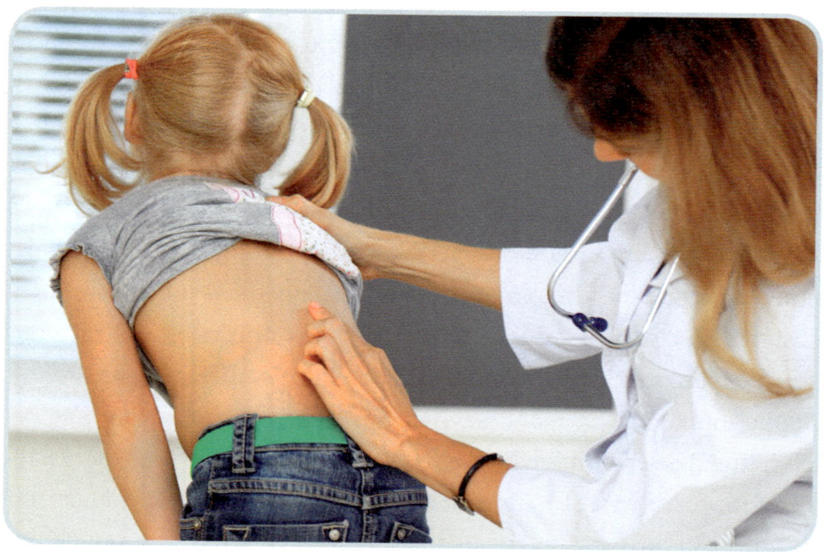

Orthokeratologische Kontaktlinsen

Vielleicht haben Sie bislang noch nie von diesen Linsen gehört. Sie sind vermutlich die kostspieligste Alternative zur Brille. Ich möchte sie hier erwähnen, um Ihnen vielleicht ein wenig zu »beweisen«, dass Teenageraugen nicht ständig weiterwachsen, sondern nur verformt werden.

Ortho-K-Linsen sind formstabile (also harte) Kontaktlinsen, die viel größer als herkömmliche Linsen sind und nur nachts getragen werden. Sie werden von Linsenspezialisten auf eine Weise angepasst, dass sie in der Nacht die Hornhaut so verformen, dass eine andere Hornhautbrechung erzielt wird. Dadurch kann man am Tag ohne Kontaktlinsen oder Brille gut sehen. Die Linsen müssen jeden Abend erneut eingesetzt werden, weil die Hornhaut sonst wieder in ihre ursprüngliche Form zurückkehrt. Ich möchte nicht detailliert darauf eingehen, wie dies funktioniert, da ich auf etwas anderes hinauswill. Als ich noch in einem Optikerladen tätig war, habe ich selbst Ortho-K-Linsen angepasst. Damals tauchte in mir eine Frage auf, die mir niemand beantworten konnte – nicht einmal die Linsenhersteller. Wenn man einem kurzsichtigen Kind Ortho-K-Linsen anpasst, wird die Kurzsichtigkeit auf scheinbar wundersame Weise nicht mehr stärker. Mir war damals völlig unklar, warum die Linsen, die ja lediglich die Hornhautzellen verschieben, das Längenwachstum des Auges stoppen sollten.

Ich hatte ja gelernt, dass die Augen des kurzsichtigen Teenagers permanent weiterwachsen. Erst durch das Sehtraining erhielt ich auf meine damalige Frage eine Antwort. Die Linse kann nicht verhindern, dass der Augapfel nach hinten länger wächst. Aber die Zugbelastung der Kontaktlinse am vorderen Augenabschnitt wirkt der

Zugbelastung durch angespannte äußere Augenmuskeln entgegen. Dadurch verstärkt sich die Kurzsichtigkeit nicht weiter und bleibt konstant. Aus ganzheitlicher Sicht ist es nicht unbedingt sinnvoll, das Auge zu verformen, um Blockaden entgegenzuwirken. Viel wichtiger für die Entwicklung des Menschen ist es, sich um das Lösen dieser Verspannungen zu kümmern. Dies wirkt sich nämlich nicht nur auf die Augen, sondern auf die ganze Persönlichkeit positiv aus.

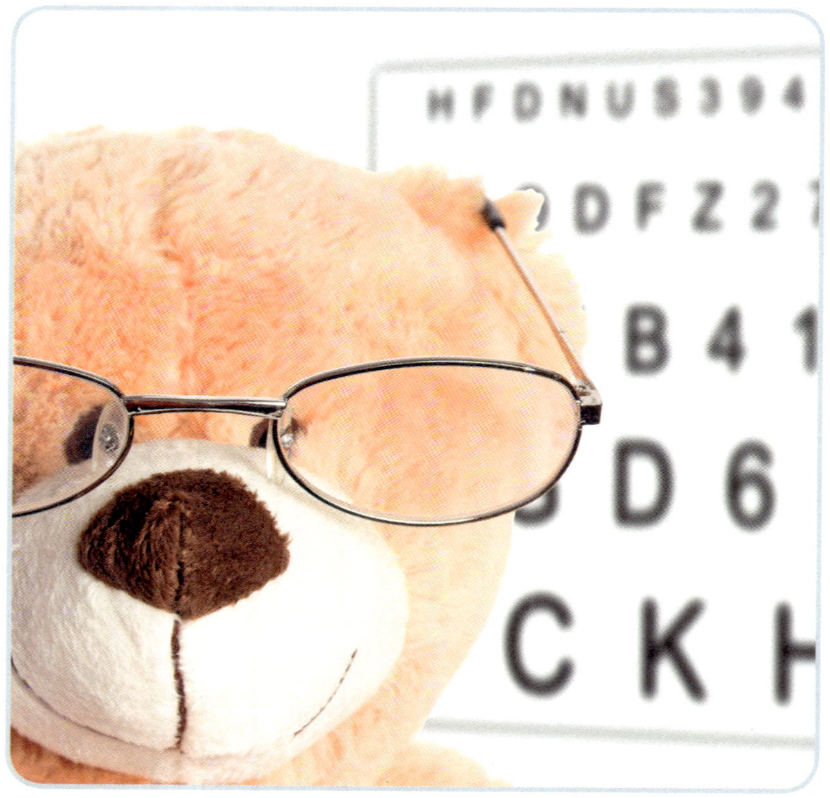

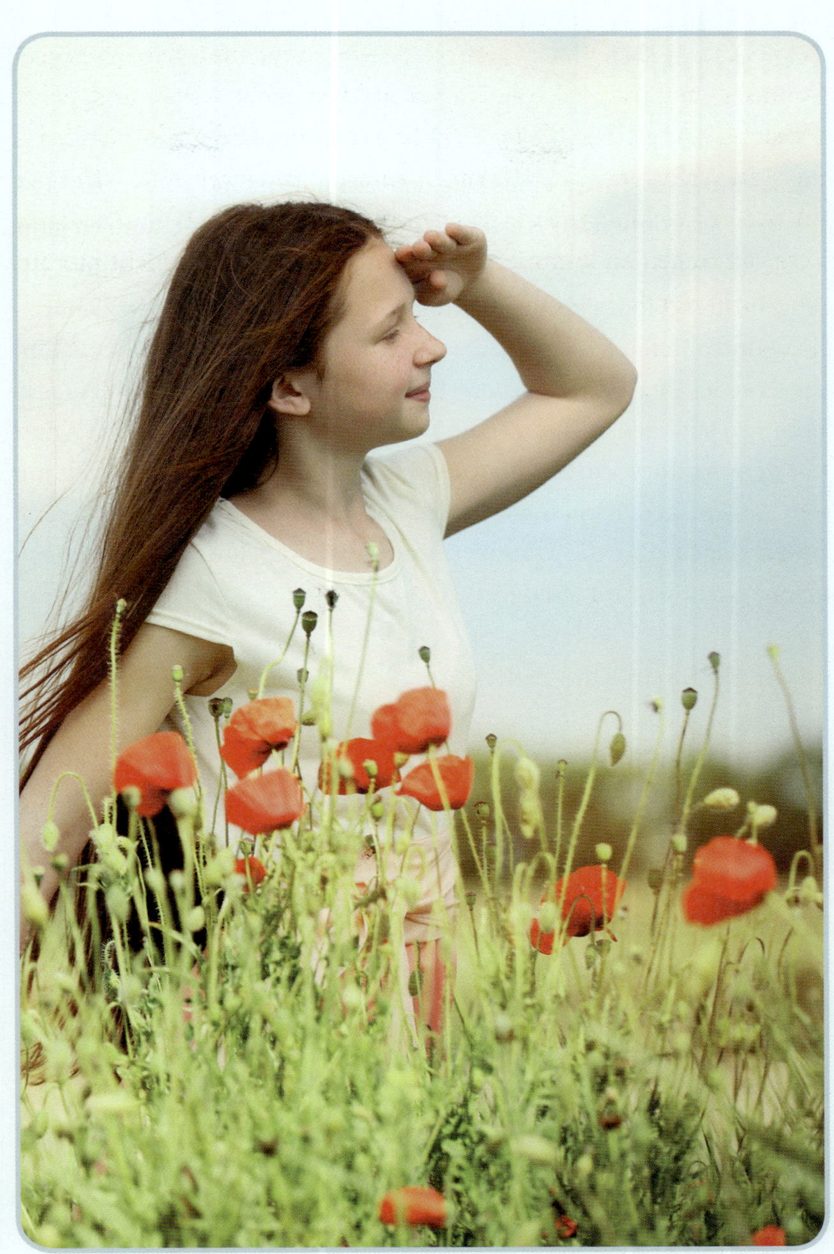

Nachwort

Dieses Buch soll Ihnen eine Hilfe dabei sein, Ihr Kind altersgerecht zu fördern. Sie können Ihr Kind beobachten und mit den Übungen ganz spielerisch die gesunde Sehentwicklung unterstützen. Sie sollten die Augen Ihres Kindes aber unbedingt zusätzlich regelmäßig augenärztlich kontrollieren lassen. Da die Augen bei der Geburt nicht vollständig entwickelt sind, sind diese Untersuchungen notwendig. Augenübungen bzw. Sehspiele ersetzen sie nicht. Aber haben Sie keine Angst vor dem Arztbesuch. Strahlen Sie selbstbewusst aus, dass Sie sich mit den Augen Ihres Kindes auseinandersetzen, und lassen Sie sich nicht unterkriegen. Für die Übungen und Spiele möchte ich Ihnen noch etwas Wichtiges mit auf den Weg geben:

Lassen Sie Ihrem Kind Zeit.

Dies ist das Wichtigste bei allen Spielen, die Sie mit Ihrem Kind durchführen. Bauen Sie niemals Druck auf. Es soll dem Kind Spaß machen. Die Sehspiele dienen dem Entspannen der Augenmuskeln, diese müssen nicht gestärkt werden. Sie sind von Haus aus kräftig. Leider kenne ich einige Mamas, die die Sehübungen unter Zwang durchführen. Aber mit Druck und Stress verstärken Sie nur Verspannungen. Bitte behalten Sie das immer im Hinterkopf!

Ich wünsche Ihrem Kind und Ihnen alles erdenklich Gute. Gehen Sie achtsam mit Ihren Kindern um, auch wenn der Alltag manchmal stressig ist. Sie sind das wertvollste Geschenk, das wir Eltern im Leben erhalten. Ehren und schätzen Sie es!

Ganz besonders danken möchte ich meiner Tochter Elina, die mir erlaubt hat, die Fotos von ihr für mein Buch zu verwenden. Sie hat mich viel über die (Seh-)Entwicklung von Kindern gelehrt und auch dadurch meine ganze Welt verändert. Elina, du bist für mich der größte Schatz, den es auf dieser Welt gibt. Ich liebe dich von ganzem Herzen, mein Sonnenschein.
Danken möchte ich auch allen Kindern, die zu mir in die Praxis kommen. Ich freue mich sehr, wie jedes Einzelne von euch sich entwickelt.

Alles Liebe
Caroline Christina Ebert

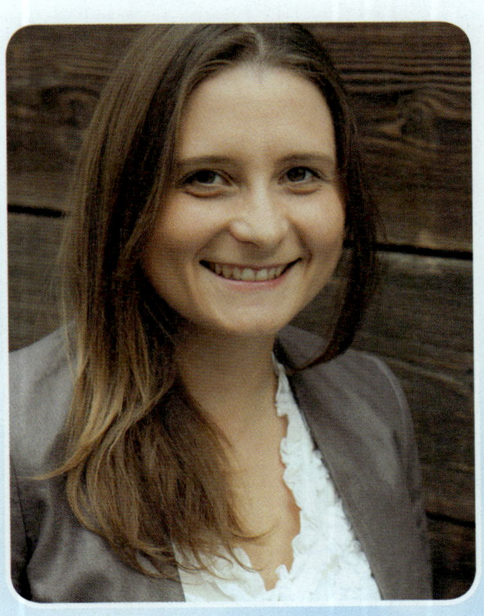

Verzeichnis der Übungen

12-Sekunden-Übung 67
Akkommodation fördern 30
Augenklappe 81
Augenklopfmassage 65
Ball an der Schnur 38
Ball spielen 42
Chinesische Akupressur (ab 4–5 Jahre) 69
Daumenübung 78
Die Eule 71
Durchsichtig malen 51
Farbübungen zum Ausgleich von Emotionen 83
Figuren auf der Schnur schieben 61
Förderung von Akkommodation und Vergenz 56
Fusionsübung mit der Perlenschnur 72
Gefühle der Augen malen 66
Goldsäckchen 33
Kamera-klick-Übung 82
Kerzenübung 68
Klatschspiele 79
Koordination von Fuß- und Augenbewegungen – das Flugzeugspiel 50
Kopfklopfmassage 64
Langes Schwingen 70
Langläufer 73
Mitteübung 76
Nasenpinsel 61
Palmieren 60
Peripheres Sehen 82
Puppen verfolgen 59
Reflexzonenmassage für die Augen 86
Regulation des ATNR in der Kleinkindphase 44
Regulation des ATNR innerhalb der Krabbelphase 32
Sinne spielerisch fördern 48
Sonnübung 62
Switching-Übung 75
Tuch und Ball 79
Verbinden beider Gehirnhälften 45
Zauberrohr 74
Zehn kleine Zappelmänner 21

Abbildungsverzeichnis

Fotos von der Bilddatenbank www.shutterstock.com:
Layoutelemente: Linie # 338313371 (© briddy), Auge # 145852451 (© antishock), Hintergrund # 225887368 (© SUWIT NGAOKAEW), # 529609198 (© Olex Kmet)

S. 1: # 57114478 (© Kravtsov Sergey), S. 2: # 181537019 (© Fotos593), S. 3: # 93994993 (© Serhiy Kobyakov), S. 7: # 548594644 (© Stasia04), S. 8: # 500974096 (© Iren_Geo), S. 10: # 196903238 (© Peter Hermes Furian), S. 12: # 497315890 (© Syda Productions), S. 14: # 1044166 (© Neo Edmund), S. 15: # 94330240 (© janinajaak), S. 16: # 109082339 (© Vitalinka), S. 18: # 117374281 (© Olya Vusochyn), S. 21: # 103227380 (© Ilike), S. 24: # 539073403 (© Krystyna Taran), S. 26 rechts: # 58295647 (© Aleph Studio), S. 31: # 528334930 (© Artem Oleshko), S. 32: # 546815287 (© Dasha Muller), S. 33: # 436551688 (© Mariia Khamidulina), S. 34: # 493816126 (© Marko Poplasen), S. 35: # 201768257 (© BrAt82), S. 36: # 383657203 (© Takako Kino), S. 37: # 147712799 (© mimage-photography), S. 39: # 543117403 (© John-Alex), S. 43: # 114340981 (© Sergey Novikov), S. 45 links: # 357634484 (© Sergey Novikov), rechts: # 214579141 (© Sergey Novikov), S. 49 links: # 281555120 (© Ermolaev Alexander), rechts: # 238610086 (© TunedIn by Westend61), S. 50: # 540927874 (© Oksana Kuzmina), S. 51: # 324569906 (© Morrowind), S. 52: # 118522066 (© Poznyakov), S. 56: # 459845935 (© oatawa), S. 57 links: # 166859081 (© CroMary), S. 58 rechts: # 472797121 (© imagewriter), S. 68: # 445759483 (© Yingzaa_ST), S. 69: # 124547932 (© Canon Boy), S. 80: # 304426379 (© Kakigori Studio), S. 84: # 50498074 (© vector illustration), S. 86 links: # 59769157 (© PhotoMediaGroup), rechts: # 268868420 (© Business stock), S. 87: # 257970758 (© Africa Studio), S. 88: # 370135226 (© Evgeny Atamanenko), S. 91: # 404499853 (© screensolutions gmbh), S. 93: # 491646187 (© Andrey_Popov), S. 100: # 93994993 (© Serhiy Kobyakov), S. 104: # 486981175 (© Vagengeim), S. 108: # 176032394 (© Claudia Paulussen), S. 113: # 35095498 (© PeJo), S. 114: # 197015699 (© Andrey_Kuzmin), S. 117: # 299998118 (© Africa Studio), S. 120: # 229346449 (© luckyraccoon), S. 122: # 122093110 (© PhotographyByMK), S. 123: # 454242766 (© Africa Studio)

Fotos von Caroline Ebert: S. 19, S. 22, S. 25, S. 26 links, S. 27, S. 29, S. 30, S. 40, S. 42, S. 44, S. 46, S. 47, S. 54, S. 57 rechts, S. 58 links, S. 60, S. 61, S. 63, S. 64, S. 65, S. 67, S. 70, S. 71, S. 72, S. 73, S. 74, S. 75, S. 77, S. 81, S. 96, S. 125

Über die Autorin

Caroline Ebert ist Optikermeisterin, ganzheitliche Sehtrainerin und Augenkinesiologin. Ihre eigene Kurzsichtigkeit konnte sie mit den von ihr gelehrten Methoden erfolgreich behandeln. Sie betreibt die Augenschule »Eyeland«, in der sie intensiv mit Erwachsenen und auch vielen Kindern arbeitet.

www.augenschule-eyeland.de

Außerdem von Caroline Ebert im Schirner Verlag erschienen

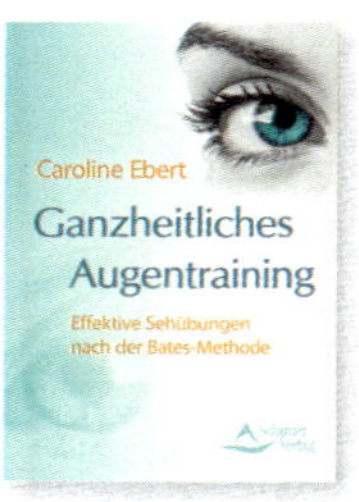

Ganzheitliches Augentraining
Effektive Sehübungen
nach der Bates-Methode
96 Seiten
ISBN: 978-3-8434-5058-4

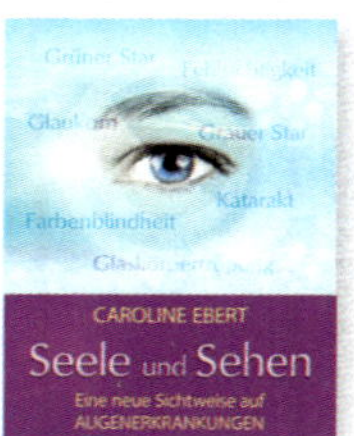

Seele und Sehen
Eine neue Sichtweise auf
Augenerkrankungen
128 Seiten
ISBN: 978-3-8434-1169-1

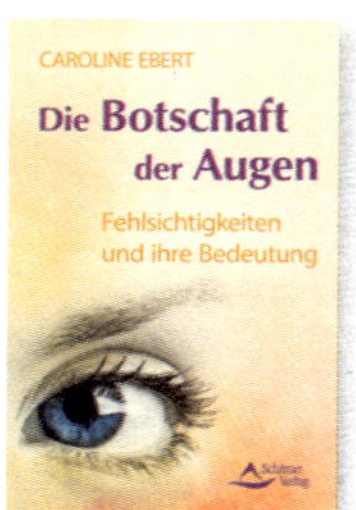

Die Botschaft der Augen
Fehlsichtigkeiten und
ihre Bedeutung
128 Seiten
ISBN: 978-3-8434-1188-2

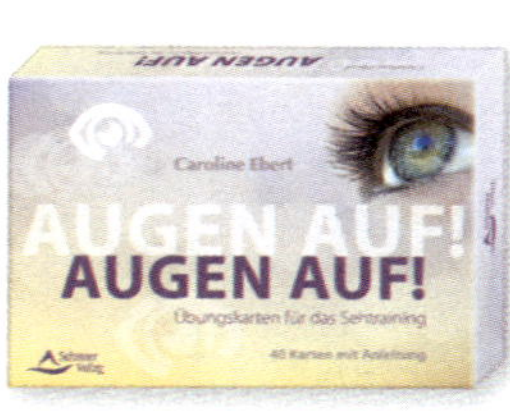

Augen auf!
Übungskarten für
das Sehtraining
40 Karten mit Anleitung
ISBN: 978-3-8434-9077-1

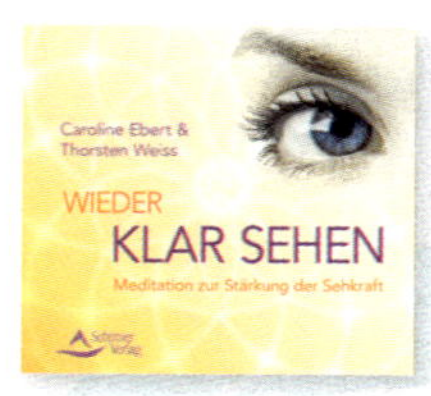

Wieder klar sehen
Meditation zur Stärkung
der Sehkraft
ca. 70 Min.
ISBN: 978-3-8434-8296-7